养胃清肠
保健康

李景南／主编

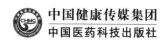

中国健康传媒集团

中国医药科技出版社

内容提要

胃黏膜损伤的人可以喝酸奶吗？胃为什么怕"生冷"？晨起一杯水能唤醒肠道吗？常吃补品对消化系统好吗？这些问题您是否认真思考过？本书针对反酸、没胃口、便秘、胀气等常见的肠胃不适症状，详细介绍了怎样做好消化系统的日常健康管理，如何养护胃，保持胃动力，清肠道，促进吸收力，助您全面激活消化力。

图书在版编目（CIP）数据

养胃清肠保健康 / 李景南主编. — 北京：中国医药科技出版社, 2019.5
ISBN 978-7-5214-1078-5

Ⅰ.①养… Ⅱ.①李… Ⅲ.①胃肠病 – 防治 Ⅳ.①R573

中国版本图书馆CIP数据核字(2019)第066426号

养胃清肠保健康

美术编辑 陈君杞

版式设计 大隐设计

插　　图 陈虹宇　刘依洋

出版　中国健康传媒集团 ｜ 中国医药科技出版社

地址　北京市海淀区文慧园北路甲 22 号

邮编　100082

电话　发行：010–62227427　邮购：010–62236938

网址　www.cmstp.com

规格　710×1000mm $\frac{1}{16}$

印张　8

字数　97 千字

版次　2019 年 5 月第 1 版

印次　2019 年 5 月第 1 次印刷

印刷　北京盛通印刷股份有限公司

经销　全国各地新华书店

书号　ISBN 978-7-5214-1078-5

定价　32.00 元

获取新书信息、投稿、为图书纠错，请扫码联系我们。

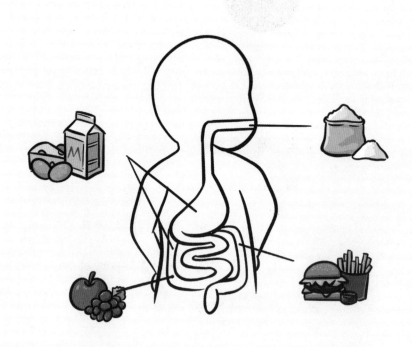

前言

"民以食为天"，作为消化食物、提供营养、排出代谢产物的工厂，消化系统的正常运转与人体健康息息相关。消化系统是人体内涵最多的系统，包括食管、胃、小肠、大肠、肝脏、脾脏、胰腺、胆囊等多个器官，疾病谱涵盖感染、肿瘤、免疫、代谢、功能等多种类别，发病率高、病种多。消化系统的健康与饮食密切相关，"病从口入"，我们只有防患于未然，培养正确的饮食习惯，拒绝高盐、高脂、辛辣刺激等不健康饮食，才能有效避免疾病的发生。

我接诊过很多平时不注意胃肠健康的患者，错过了最佳诊疗时间，也有一些患者把胃疼当成胃癌、便血当成肠癌，对胃肠健康状况过度紧张，严重影响正常的生活。这都是因为他们缺乏基本的医学知识，对自身的症状没有正确的判断力。作为医生，应该将医学科普工作做到实处，把疾病预防的知识和方法传递给广大患者及其家属。

我们结合多年的临床工作经验，总结、精选了患者常会提出的疑问和遇到的情况，从防病、治病的角度，用通俗化的语言介绍了如何做好消化系统的日常健康管理，养护胃、清肠道，全面激活消化力。文中有图、用图释文的表现方式既能直观、形象地表达器官、系统的结构和功能，又能让读者觉得有意思、愿意读，更快速、简单地接收到书中的医学知识。

　　希望大家在阅读后能运用书中介绍的有关知识指导自己的行为，改善饮食习惯，养成良好的生活方式，给肠胃添动力，健康常相伴，不断提高生活质量和健康水平。消化系统的维护对很多疾病的治疗和康复都有一定帮助，我也希望致力于医学科普的医生们能读到这本书，给他们提供一些向患者普及医学知识的资料，把健康资讯带给更多人。

编者

2019 年 3 月

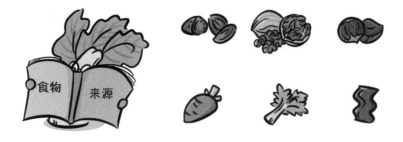

目 录
Table of Contents

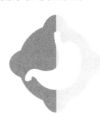

第三章

清肠道，促进吸收力

第四章

与消化相关的小小微生物

第五章

习惯决定消化力

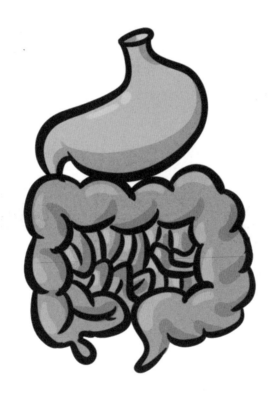

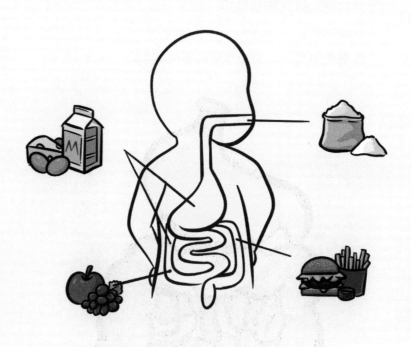

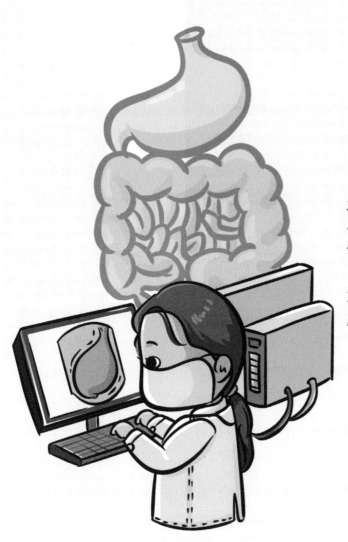

第一章
食物在人体中的
消化之旅

食物是如何被消化吸收的

我们每天吃的食物，都要经过消化和吸收的过程，才能在人体内转化成人体需要的能量和各种机体材料。食物的种类很多，按照化学成分可以大概分为碳水化合物（主要包括面食、谷物、糖等食物）、脂肪（主要包括肥肉、动物内脏等食物）、蛋白质（主要包括肉类、鸡蛋、豆类等食物）、维生素、无机物和水六类营养。

其中无机物、水、维生素分子较小，不需要消化，可以直接透过肠壁被吸收。而碳水化合物、脂肪、蛋白质这三类物质，分子都较大，结构复杂，不能透过肠壁，所以必须先经过一系列分解，变成小分子物质，才能进一步被吸收。

消化的过程主要在口腔、胃和小肠中发生。食物进入口腔后，在舌头的搅拌下，牙齿的咀嚼切割是一次粗加工。与唾液混合后，在唾液所含消化酶的催化下，食物中的淀粉有少量发生水解，而蛋白质和脂肪在分子结构上不会发生变化。

在胃里，食物进一步被揉搓成糊状的食糜，在胃酸和胃蛋白酶的作用下，蛋白质开始被分解，但淀粉和脂肪不发生变化。

脂肪的消化主要在小肠中进行。小肠内有胆汁、肠液和胰液，具有非常多样的消化酶，在这些消化酶的帮助下，蛋白质、糖类、脂肪都最终分解为能够被肠壁吸收的小分子物质。小肠长达 4～6m，小肠绒毛形成的吸收面积可有上百平方米，这里是消化的最后场地，也是主要的吸收场所。

　　有些不能消化的残渣，则进入大肠，完成最后的处理，形成粪便，排出体外。

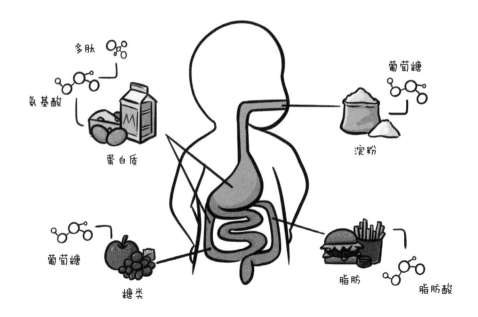

消化系统
对人体的重要性

"民以食为天"，消化系统对人体的重要性不言而喻。人体每天摄入的食物和水分，通过消化系统的消化和吸收，提供人体各种生命活动必不可少的物质和能量。

消化系统主要生理功能

①物理消化，也称为机械性消化，指的是通过消化道的机械运动，将摄入的食物磨碎、与消化液混合并向消化道远端推送。

②化学消化，指的是消化腺分泌各种各样的消化液，例如胰液、胆汁等，将食物的营养成分消化分解为小分子物质。

③吸收功能，也就是吸收消化产物、水和电解质，并且同时将废物排泄出体外。

⑤其他功能，包括免疫、内分泌等，消化系统也称为人体的另一个免疫器官，具有很重要的免疫调节功能，同时也具备一定的内分泌功能，共同维持机体内环境的平衡。

④通过血液和淋巴循环将吸收的营养物质运送到全身。

人体的消化系统
都包括什么

人体的消化系统由消化道和消化腺两部分组成。其中消化道均为空腔脏器，包括口腔、咽、食管、胃、小肠（包括十二指肠、空肠、回肠）、大肠（包括结肠、直肠）和肛门。消化腺均为实质脏器，包括唾液腺、肝脏、胆囊和胰腺。

消化道，正如其名，是一个迂曲的管道结构，食物从口腔摄入，经过复杂的消化吸收过程，最终由肛门排出。

消化腺与消化道关系紧密，均开口于消化道，分泌各种消化液来参与食物的消化和吸收。

除了口腔、食管，几乎所有器官都位于腹腔内，也就是老百姓说的"肚子"中。因此，因消化系统疾病就诊的人，推开诊室的第一句话往往都是"大夫，我肚子疼""大夫，我肚子不舒服"。

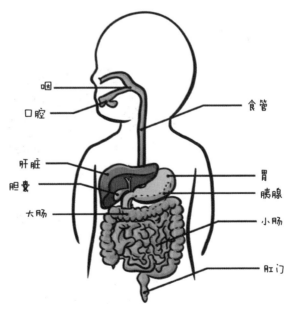

口腔
——食物之初接触

色香味俱全是人们对美食的基本要求，入口即化亦是常被人们用于对美食的称赞。食物在人体中的消化之旅开始于口腔。

食物在口腔中，刺激唾液腺的分泌，在唾液的湿润和舌的搅拌下被牙齿切割、咀嚼。如果缺少了牙齿的切割和破碎，许多食物（如整粒的植物种子）将很难被消化。唾液同时可以溶解食物，引起味觉。唾液中的水和黏蛋白可使食物合成食团，便于吞咽。此外，唾液中的淀粉酶可以对淀粉进行简单的分解。进食后，唾液可以清洁牙齿和口腔中黏着的食物残余、干扰细菌在牙齿表面的附着，唾液中的溶菌酶和免疫球蛋白还可以直接杀死口腔细菌。

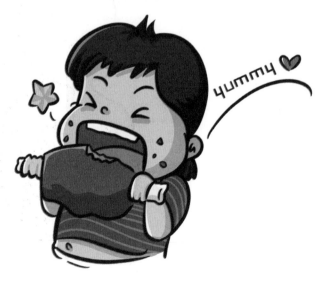

食管
——食物的运输带

人体摄食的第一个动作是咀嚼，这个过程主要在口腔完成。第二个动作即是吞咽，将口腔内的食团经咽和食管送入胃。

食管上连咽部，下连胃，起到传输的作用，食管的功能相对简单，通过由上而下的蠕动将食团向下推进，但如果这个过程发生异常，就会产生吞咽困难的感觉，老百姓常以"顶"或者"噎"来形容这种感觉。当出现吞咽困难的时候，要及时就诊，警惕食管癌的可能。

在正常情况下，胃内的食糜或其他内容物不会向食管反流，其主要原因是由于食管下段有一个控制阀门——食管下括约肌的存在，保证食物由食管进入胃腔，但阻止胃内容物反流进入食管。其开放和关闭受神经和体液因素调节。

这一功能极为重要，若出现异常就会导致各种不适，如反酸、烧心、吞咽困难，甚至各种疾病，如反流性食管炎、贲门失弛缓症等。进食过量的脂肪、吸烟、饮酒等不良生活习惯，或者过度肥胖，均能使食管下括约肌张力下降，导致反酸等不适。

胃
——食物的研磨

　　人们通常调侃食量大的人为"大胃王"，这也正反映了胃的主要功能——储存容纳食物，并进行机械消化和化学消化。胃是一个非常神奇的器官，空腹时胃腔容量约 50ml，而进食后可增加至 1 ~ 1.5L（20 ~ 30 倍），同时胃内压保持相对不变，我们在医学上称为"容受性舒张"。胃内有很多皱襞，对食物进行碾磨，形成糊状的食糜。

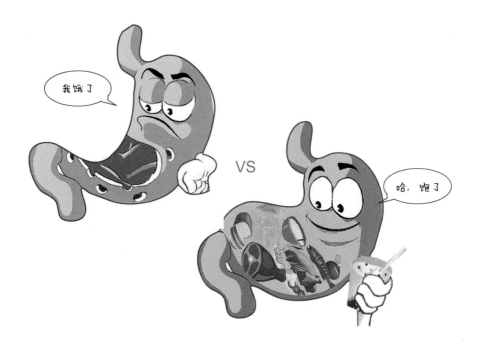

同时胃还有消化功能，通过胃的蠕动及胃酸、胃蛋白酶的分泌等，对食物进行机械和化学的消化。胃的消化功能主要是靠分泌胃酸和胃蛋白酶，胃腔内是酸性的，酸度和盐酸类似。胃酸一方面起到消化作用，一方面具有杀菌作用。

食物进入到胃腔，经过消化和碾磨后形成食糜排入十二指肠，这个过程称为"胃排空"，也就是将食物从胃里排到十二指肠的过程。一般来说，稀的流质食物比稠的或固体食物排空快，颗粒小的食物比大块食物排空快，所以老百姓常讲要"细嚼慢咽"。在三种主要营养物质中，糖类排空最快，蛋白质次之，脂肪类最慢。混合食物的胃排空通常需要 4 ~ 6 小时，所以，刚吃完饭不要参加剧烈的体育运动、临睡前不要过多进食都是非常科学的建议。

除了储存容纳食物和消化功能之外，胃还具有分泌功能，胃可分泌胃液及胃泌素、胃动素、生长抑素等，这些激素都有相应的生理功能，发挥其重要作用。不仅如此，胃还具有防御功能，胃的黏膜屏障、胃酸、分泌型免疫球蛋白以及淋巴组织等，可防止病原微生物及异物的侵入。

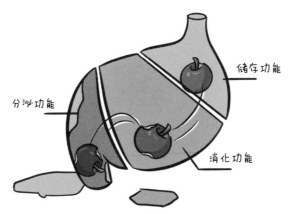

分泌功能　储存功能　消化功能

小肠
——食物的精细处理

口腔和胃都参与了食物的消化过程，但主要是机械消化和初级的化学消化。

小肠是人体主要的消化和吸收器官。小肠内有很多腺体的开口，如胆囊、胰腺等，将产生的消化酶分泌到小肠内。糖、蛋白质和脂肪，通过各种消化酶最终消化成可吸收的葡萄糖、氨基酸和甘油三酯、脂肪酸等，这一过程均在小肠完成。

同时，小肠也是主要的吸收部位，小肠内有非常非常多的绒毛样结构，增加了吸收营养物质的面积。人的小肠长 5～6m，它的黏膜具有环状皱褶，并拥有大量指状突起的绒毛，因而使吸收面增大30倍，达 $10m^2$。食物在进入小肠内时已被初步消化，适于吸收。食物在小肠内停留的时间也相当长。以上这些对于小肠吸收非常有利。通过消化道的上皮细胞将消化道内的物质吸收进入血液和淋巴循环。被吸收的物质主要包括水、电解质和营养物质等。

人体消化道没有能够水解膳食纤维的酶，因此膳食纤维不能作为食物被消化。

大肠
——食物残渣的最后处理

　　大肠的主要功能是形成、贮存并排出大便，大肠功能对人的生活质量非常重要。大肠接受由小肠下移的饮食残渣，再吸收其中剩余的水分和养料，使之形成粪便，经肛门而排出体外，属整个消化过程的最后阶段。

　　大肠的运动少而慢，对刺激的反应也较迟钝，这些特点均与大肠的功能相适应。大部分营养物质经过小肠时已被吸收，仅剩一些食物残渣进入大肠。大肠主要吸收其中的水分和盐类，从而形成粪便，若这个过程出问题，就会出现腹泻或便秘。同时，大肠中含有大量的细菌，可以合成 B 族维生素和维生素 K，并被肠壁吸收。

　　排便是一个复杂的反射活动过程，涉及肛门内外的各种神经和肌肉，以及腰骶部脊髓的排便中枢和大脑皮层的高级中枢。大脑作为人体的司令部，长时间发出抑制性冲动会导致排便困难，这就是便秘的常见原因。因此要形成良好的排便习惯，若出现便意，要及时排便，切不可憋着。粪便在大肠内停留时间过久，水分被吸收过多，会使大便变得干结，导致便秘。

　　食物中的膳食纤维可以刺激肠道运动，缩短粪便在大肠内停留时间，同时膳食纤维可与水结合，形成凝胶，限制水的吸收，促进粪便排出。因此，每天要均衡饮食，保证每天摄入一定量的膳食纤维。

消化腺在消化
过程中的作用

● 肝脏

　　肝脏的功能很强大，包括分泌、排泄、合成、解毒及免疫等多种功能，其中与消化系统相关的主要为胆汁的合成和分泌。胆汁呈金黄色或橘棕色，呈苦涩味。每日的生成量为 0.6 ~ 1.0L。胆汁在脂肪的消化和吸收中起重要作用，对于脂溶性维生素的吸收也至关重要。其中起主要作用的是胆盐，胆盐是使不溶于水的脂肪分解产物到达肠黏膜表面必需的运载工具，有利于小肠吸收脂肪的消化产物。

　　胆汁中的另一主要成分为胆红素，若出现肝细胞损害，或胆道梗阻、胆汁分泌排泄障碍，就会使血液中的胆红素水平升高，出现黄疸。肝炎患者、各种原因引起的梗阻性黄疸患者（如胰腺癌、胆管结石等）都可有此表现，患者皮肤会变黄，看着像个"小金人"，尿色也会加深、变黄，需立即就诊，尽早干预。

　　肝脏的另一个重要功能是解毒功能，我们进食的各种食物都要通过肝脏内各种酶的解毒作用，分解为无害的或有利于排泄的物质。肝脏就如同体内一个巨大的加工厂。我们服用的所有药物、酒精等物质都会通过肝脏的加工处理。如果进食的有害物质过多，肝脏过于劳累就会发生问题，出现肝功能异常，也就是肝损害。

● 胆囊

肝细胞在一天内能不间断地分泌胆汁，并将胆汁储存在肝脏下面的胆囊中。因胆汁分泌是持续不断的，在非消化期，胆汁经肝管转入胆囊内贮存；在消化期，胆汁可直接由肝脏和胆囊大量排到十二指肠，促进脂肪的消化分解和脂溶性维生素的吸收。胆汁在十二指肠内可中和一部分胃酸。

人在剧烈呕吐的时候，呕吐物中会有一些黄绿色带苦味的液体，这就是胆汁。人体在进食后，胆囊中储存的胆汁就会从胆囊中分泌出来，再经胆管流入十二指肠，帮助脂肪性食物的消化和吸收。人体内如果没有了胆汁，食入的 40% 脂肪将会从粪便中白白流失，还会引起脂溶性维生素的吸收不良。

胆汁的成分除了胆红素外，还有胆汁酸、胆固醇等。胆汁因胆汁酸而具有苦味，在肠道中，胆汁酸能帮助消化和吸收脂肪。此外，胆汁还能将人体内多余的激素和其他有害物质排出体外，防止它们危害人体健康。

因此肝和胆是密不可分的，共同承担食物消化的功能。二者之间互相影响，很多疾病状态都是互为因果。一旦胆汁流出的通路即各级胆管被堵塞时，胆汁将不能流出，在肝脏内潴留的胆汁会破坏肝脏。另外，肝细胞的破坏也会影响胆汁的形成，影响食物的消化。正如成语"肝胆相照"所形容的，肝和胆的功能密不可分。

　　胆汁对人体的消化功能具有举足轻重的作用，它可以乳化脂肪。也就是说在胆汁的作用下，脂肪样的油类物质和水混合形成均匀并且稳定的乳浊液，从而促进脂肪的消化分解，促进脂肪从小肠黏膜吸收，并且能够促进对脂溶性维生素 A、维生素 D、维生素 E、维生素 K 的吸收。此外，胆汁还能在十二指肠内中和胃酸、调节胃肠激素分泌、防止形成胆固醇结晶、结石等。正常情况下，胆汁中胆盐和胆固醇之间的适当比例是维持胆固醇成溶解状态的必要条件，在胆固醇分泌过多或胆囊上皮因炎症而吸收过多的水分和胆盐的情况下，胆固醇可以沉积，这是胆石形成的原因之一。

● 胰腺

　　胰腺"隐居"在腹膜后，其知名度远不如胃、十二指肠、肝、胆，但胰腺分泌的胰液中的消化酶在食物消化过程中起着"主角"的作用，特别是对脂肪的消化。

　　胰腺具有内分泌和外分泌的双重功能，与其功能相适应，胰腺的腺体在结构上也分为外分泌部分和内分泌部分。

　　外分泌部分由腺泡和导管构成，腺泡分泌胰液经胰管进入十二指肠，因此称为外分泌。内分泌部分为胰岛，散在于胰腺腺泡组织之间，分泌我们众所周知的胰岛素等多种激素，分泌的激素直接进入血液中，因此称为内分泌。胰液主要参与脂肪、蛋白质等营养物质的消化，各种激素主要参与细胞的新陈代谢和胃肠道功能的调节，胰腺的内、外分泌功能关系密切，共同参与维持人体的物质能量平衡。

　　如果这两部分功能出现异常会引起不同的疾病。胰腺外分泌功能异常会引起胰液分泌不足导致消化不良，胰腺内分泌功能异常引起机体各种代谢异常，最常见的是胰岛素分泌不足导致的糖尿病。

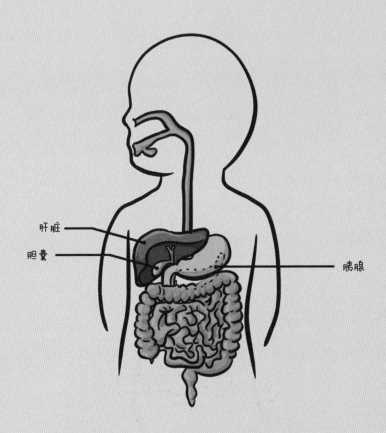
肝脏
胆囊
胰腺

为什么吃完饭后
容易犯困

很多人都有这样的经历，吃完饭就犯困。这是为什么呢？

因为人体的血供并非一成不变，而是非常"智能"的。比如跑步时，下肢肌肉的血供会增多，而其他脏器的血供会相对减少。

同样，吃完饭后，胃肠道的血供会增多，以增加胃肠蠕动，此时其他脏器包括大脑的血供会相对减少，脑部缺血就会有困倦的感觉，这是机体的一个自然反应。

我们不建议吃完饭立即进行剧烈的体育活动，道理也是一样的。如果饭后立即进行体育活动，四肢肌肉的血供会增加，就会导致胃肠道的血供减少，不利于消化吸收。另外，饱腹后进行剧烈的体育活动，出现肠扭转等问题的风险会增加。

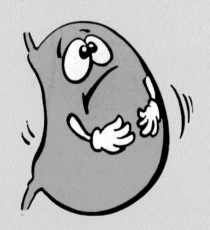

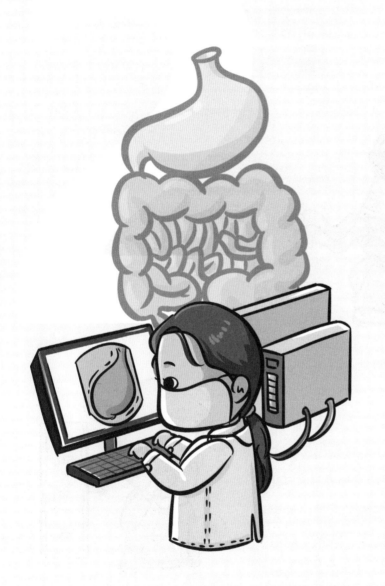

第二章

养好胃，保持胃动力

打嗝和嗳气
是一回事吗

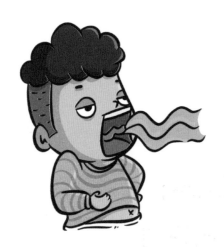

嗳气和打嗝不是一回事。

嗳气是中医学名词，是胃中气体往上通过咽喉所发出的声响，其声长而缓，并不是连续不断，大多数是自己可以控制的，多出现于各种消化道疾病，如功能性消化不良、反流性食管炎、慢性胃炎等，多伴有腹胀。

而打嗝指的是急而短促、连续不断的声响，多伴有膈肌及上腹部腹壁肌肉迅速而有力地收缩，引起胃贲门、食管或咽喉发出较为短促的响声。打嗝是由膈肌痉挛引起的，不能控制，大多情况下是一种生理反应，可见于受凉、紧张、应激、饮食过饱等情况，少数情况也可能由器质性病变刺激膈肌引起。

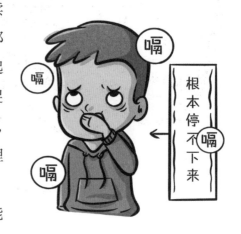

经常反酸、烧心
是怎么回事

对于多数正常人来说，偶尔几次的烧心最常见的原因是进食过快或过多。但若烧心症状反复发作，影响生活，就需要警惕疾病的可能。

● 哪些疾病可能有烧心症状

引起烧心的常见原因一方面是胃酸产生过多，进入食管；另一方面是胃开口处松弛，导致胃酸进入食管产生的。

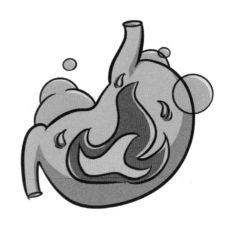

最常见的疾病是反流性食管炎。此外，胃溃疡、食管癌、食管裂孔疝、贲门失弛缓症、幽门不全梗阻以及其他一些功能性消化疾病也可以引起烧心。

需要注意的是，除了消化系统疾病以外，心源性疾病，即心绞痛也可以表现为烧心的感觉。当出现胸骨后烧灼感，尤其是伴有胸痛、胸闷等不适时，需警惕心绞痛的可能。

▫•反酸与烧心一样吗

反酸指的是胃内的酸性液体在无恶心和不用力的情况下，涌入口腔、咽部的感觉。简单来说，就是胃里的酸水涌入口腔，引起口咽部的刺激感和烧灼感。出现反酸的症状常常提示胃食管反流病的可能，同时还会导致咽炎、咳嗽、牙齿不好等问题，应及时就诊。

▫•哪些疾病会引起反酸

反酸是由多种因素造成的。食管自身有阻止胃酸进入食管的防御能力，但某些饮食生活习惯及各种消化系统疾病，可能导致食管和胃交接处的抗反流防御能力减弱，主要是食管下段负责关闭的括约肌松弛，使得胃内容物反流到食管内，刺激和损害食管黏膜。

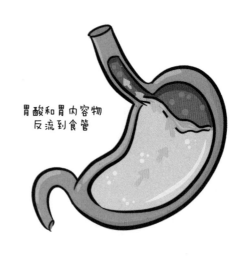

胃酸和胃内容物反流到食管

比如咖啡、茶、吸烟等会导致食管下的括约肌松弛；再如负重劳动时，腹内压增高，也容易引起胃内容物反流到食管。

引起反酸的消化系统疾病中，最常见的是反流性食管炎，其他如贲门癌术后、胃溃疡、食管裂孔疝以及功能性消化不良等，也有可能引起反酸。

哪些方法可以减轻烧心症状

当出现烧心时，采取以下办法可以有效减少反流症状。

①采取直立位站立。平躺会使得胃酸反流加重，烧心更加明显。当出现烧心时，站立位姿势可以有助于减轻胃酸反流。在平时生活中，进食后采取站立位或慢走，可以适当减轻进食后出现的烧心症状。夜间睡眠时，可将枕头垫高至一定角度，也可有效减轻夜间烧心。

②可适当活动。当出现烧心时，适当活动有助于帮助食物消化，加速胃肠蠕动，避免胃酸潴留而导致反流的加重。但应该注意的是，剧烈活动反而会加重烧心，因此，活动程度要适宜。

③碱性食物如蔬菜、豆类、乳类可以起到中和过多的胃酸的作用，从而减轻烧心症状，适当喝一些苏打水、吃一些苏打饼干等也有所帮助。

需要注意的是，当烧心严重、反复出现时，则需及时就医，服用抑制胃酸分泌的药物、促动力药或者胃黏膜保护剂治疗。

抑酸药包括质子泵抑制剂（如奥美拉唑、雷贝拉唑）和 H2 受体拮抗剂（如西咪替丁、雷尼替丁、法莫替丁等）。

常见的促动力药有甲氧氯普胺、多潘立酮、莫沙必利等。

胃黏膜保护剂包括硫糖铝、枸橼酸铋钾、胶体果胶铋、吉法酯、L- 谷氨酰胺呱仑酸钠、替普瑞酮、米索前列醇、瑞巴派特等。

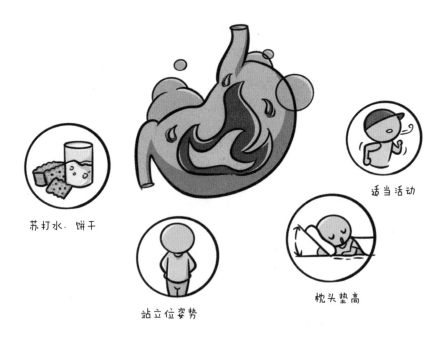

苏打水、饼干

站立位姿势

枕头垫高

适当活动

哪些食物会引起
烧心的症状

当进食过快或过多时，容易引发烧心。喝酒后引起的烧心最为常见，此外以下食物易引起烧心症状。

① 辛 辣
刺激的食物，
如辣椒、生
葱、生蒜等
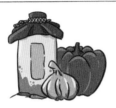

④ 油 腻 食 物
及甜食，如油炸
食品、巧克力、
冰淇淋、坚果等
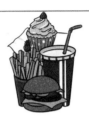

② 过酸的食
物，如柑橘类水
果或果汁、较
浓的醋汁等

⑤ 黏 性
较大的食物，
如糯米等
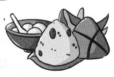

③ 滚烫、
过热的食物
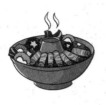

⑥ 咖啡及浓茶
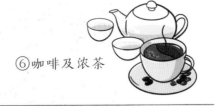

以上食物有的是会对胃、食管黏膜造成刺激或损伤，有的是会降低食管下端防止胃内容物进入食管的括约肌的压力，从而导致胃酸向食管内反流，引起烧心的感觉。

经常烧心和反酸
应该做什么检查

　　若反复出现反酸、烧心症状，应及时就诊消化内科，在医生指导下进行相关检查，排除食管和胃的疾病。

　　胃镜可以直接观察到食管和胃黏膜的情况，可发现反流性食管炎的黏膜糜烂破损，胃内是否有糜烂、溃疡等病变，是帮助诊断最直接有效的手段。但胃镜属于有创检查，有一定的风险。对于症状发生频繁、程度严重，尤其是伴有进行性吞咽困难、吞咽痛、呕血、体重减轻、贫血等报警症状，有食管癌或胃癌家族史的患者应及时行胃镜。

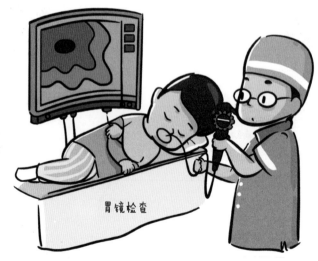

胃镜检查

钡餐检查是口服硫酸钡作为造影剂，在X线照射下显示消化道有无病变，为无创检查，方便易行。但难以发现早期病变，到了病变晚期形成食管狭窄，钡餐才容易发现。但钡餐检查对于有无胃食管反流比胃镜检查直观，在检查时如仔细观察可以发现钡剂自胃反流到食管，可以帮助诊断。

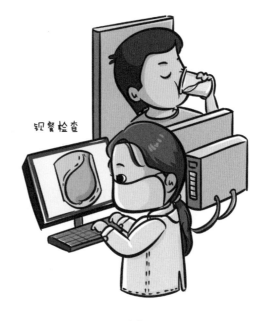

钡餐检查

24小时食管pH测定是将pH电极放在食管下括约肌上方，连续记录食管pH的变化。该检查可以检测食管的酸碱度及反流持续时间，也是诊断强有力的辅助手段，但部分医院因条件受限并未开展。

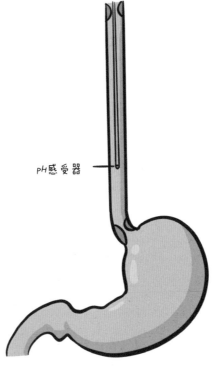

pH感受器

哪些症状是胃食管反流病的报警症状

胃食管反流病（GERD）是指胃内容物反流至食管或食管以上部位（口腔、咽部、肺），引起相应症状和（或）并发症的一种疾病，典型症状包括烧心和反流。胃食管反流本身是一种生理现象，只有当反流情况多于常人，且出现症状时才称之为胃食管反流病。胃食管反流可导致食管、咽喉、呼吸道等部位的损伤。胃食管反流病包括糜烂性食管炎（反流性食管炎，RE）、非糜烂性反流病（NERD）以及巴雷特（Barrett）食管。

胃食管反流病的典型症状是烧心和反流。烧心是指胸骨后烧灼感，反流是胃内容物向口腔方向流动的感觉。胸痛和吞咽障碍也是较常见的临床表现。不典型症状包括消化不良、上腹痛、恶心、腹胀、嗳气等，与其他消化道疾病症状重叠。胃食管反流病也可以有食管外症状，如慢性咳嗽、哮喘、慢性咽炎以及其他呼吸道表现。

必须注意胃食管反流病患者的胸痛与心源性胸痛（如心绞痛）相鉴别，吞咽障碍则应排除食管动力障碍、狭窄以及食管恶性病变。如果上述症状在应用抑制胃酸的药物（如质子泵抑制剂）治疗后缓解，即可考虑与胃食管反流病相关。

及时就医并积极进行相应检查

进行性吞咽困难（即随时间推移吞咽困难逐渐加重）

吞咽痛

贫血

消瘦

呕血

黑便

有食管癌或胃癌家族史者

食管癌和胃癌高发区患者

年龄大于40岁有新发症状者

内镜检查筛查有无Barrett食管

年龄50岁以上

长期胃食管反流病

食管裂孔疝

肥胖特别是腹型肥胖者

心前区不适
不一定是心脏病

除了心脏病之外，很多原因也会引起心前区不适。比如，最常见的是患有反流性食管炎的人，发生反酸、烧心症状时，常常伴有胸口疼痛，是由胃酸刺激食管引起的。有的反流性食管炎患者甚至可以仅仅表现为胸口疼痛等心前区不适的症状。

另外，肋软骨炎、肋间神经痛等肋骨疾病、气胸、肺炎、胸膜炎等肺部疾病，甚至带状疱疹等皮肤疾病，都有可能引起心前区不适的症状。

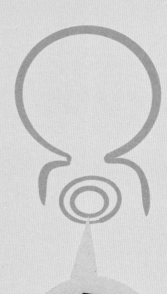

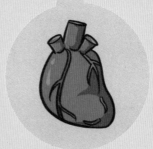

巴雷特食管
是癌前病变吗

正常食管黏膜表面被覆复层鳞状上皮，胃和肠道黏膜表面被覆单层柱状上皮。

巴雷特食管是一个病理描述，指的是食管下段原本的鳞状上皮被胃的柱状上皮所取代，也就是说食管里有了胃的成分。

部分巴雷特食管患者会有不舒服的症状，表现与反流性食管炎者类似，如烧心、反酸、胸骨后疼痛等，绝大部分并无自觉不适，胃镜病理才能发现。

虽然巴雷特食管有发展为食管腺癌的危险，但需要提醒的是，这种情况发生的概率很低，且与病理检查的类型密切相关，因此不必过于担心，只需要按照医生的建议定期复查即可。若进展为重度异型增生，就应该听医生的话，选择内镜下治疗等措施。

由于巴雷特食管是胃食管反流病的并发症，所以饮食对其影响很大，应按照反流性食管炎的饮食注意事项来安排日常饮食。

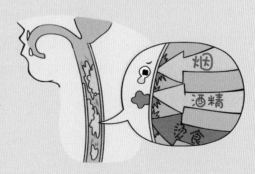

如何保护
胃肠道黏膜

　　一般胃肠道黏膜修复能力很强，五谷杂粮、酸甜苦辣等各种食物都经过胃肠道的消化吸收，所以一般的饮食对胃肠道损伤后 3 ~ 5 天就可以自我修复。但如果损伤超过了修复能力，就可能会产生疾病。

　　保护胃肠道黏膜首先应注意规律饮食，避免暴饮暴食、饥一顿饱一顿。

　　其次，应避免刺激性食物。刺激性食物既包括咖啡、浓茶、烈酒，过量的调味品如芥末、辣椒、胡椒粉等，以及大蒜、洋葱等对胃肠道黏膜造成化学性刺激的食物，又包括糖醋食品、过甜的点心、地瓜、土豆等容易产酸的食物，以及芹菜、韭菜、竹笋、干果、粗粮等难以消化的粗糙食物。

　　此外，生冷的、坚硬的食物也应该避免食用。冷饮、生海鲜、坚果、粗粮等，这些都会对胃肠道黏膜造成物理性刺激，不易消化。

　　如果胃肠道黏膜发生损伤，饮食上可以选择酸奶、牛奶、小米粥等食物，以帮助黏膜的修复。

胃黏膜损伤的人
可以喝酸奶吗

酸奶对于胃肠道黏膜是有保护作用的，酸奶只是口感有点酸，而不是酸性食物。因此食管炎、胃酸过多等引起反酸症状时是可以喝酸奶的。

酸奶是一种很好的天然胃黏膜保护剂，可以在胃黏膜表面形成保护层，避免食物对胃黏膜的刺激。因此在喝烈性酒、进食辛辣刺激食物时，如果同时喝些酸奶可以减轻对胃黏膜的损伤。

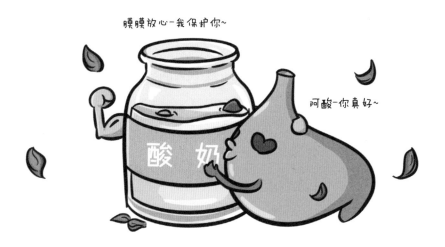

饮食上如何预防
急性胃肠炎的发生

首先要注意饮食卫生，严把食物卫生关是预防此病的关键。

➧ 蔬菜瓜果生吃前要清洗干净。

➧ 任何奶制品和加工后的鱼、肉类食物，如果在室温下放置过久，便不宜食用。冰箱内的食品要生熟分开。

➧ 熟食在进食前要重新烧熟烧透。

➧ 不要进食可能不合卫生标准的食物，处理不当的海鲜、鱼生寿司等，尤其是无证经营的食店制作的食物。

➧ 需要特别提醒的是，如果外出旅行，要更加注意饮食卫生。

其次还要注意有良好的生活习惯。

➧ 饭前便后要洗手。

➧ 用微波炉加热的食物，要注意中心的温度够热才可进食，因为微波本身没有杀菌的能力。

➧ 罐装食物在食用前要注意看容器是否有所损坏，或里面的食物是否有异味、变质。奶类食品在食用前要注意看有效日期。

哪些人容易
患慢性胃炎

不良习惯，长期精神紧张、焦虑，饮食不规律，吸烟，过量饮酒、浓茶、浓咖啡，摄入辛辣、过热、过凉食物，刺激胃黏膜

急性胃炎所致，胃黏膜病变经久不愈

幽门螺杆菌感染

药物，糖皮质激素、阿司匹林、解热镇痛药等药物具有损伤胃黏膜的副作用

慢性胃炎

胆汁反流，胆汁中含有的胆盐可破坏胃黏膜屏障而引起炎症

其他，某些重要脏器发生严重病变（例如尿毒症、肝硬化、心力衰竭等）

放射线照射，大剂量放射线（例如肿瘤放疗）照射胃部，可引起胃黏膜损伤引发胃炎

气候及环境因素，环境改变或气候变化时，人若不能在短时间内适应，可导致支配胃的神经功能紊乱，产生胃炎

慢性萎缩性胃炎会癌变吗

慢性萎缩性胃炎与年龄密切相关，老年人慢性萎缩性胃炎较为常见。目前认为对于慢性萎缩性胃炎会不会癌变这个问题，一般是看肠上皮化生的种类，准确地说是肠上皮异常增生才是癌前病变，即有恶化为癌症的风险，临床上可以直接通过内镜检查病理来观察异型增生的程度。

一般轻度的异型增生不必过度紧张，一般半年至一年定期复查就可以，不必积极治疗。

中度和重度的异型增生就要引起高度的重视，但是就算是重度的异型增生，如果说癌变的话还是需要一段时间慢慢发展，并不是说一下子就会癌变。

萎缩性胃炎肠上皮异常增生如果特别严重的话，通过胃镜检查是可以看得出来的，也可以在做内镜检查的时候就将异型增生的组织直接切除，不需要外科手术和化疗就可以完成这个过程。

如果肠上皮异常增生不严重，注意饮食，药物控制炎症发展，是可以逆转的，所以说萎缩性胃炎的癌变是可以预防和治疗的。

煎炒烹炸
——哪种方式最养胃

煎炒烹炸在中国传承了几千年，都是以油为传导介质来烹饪食物的方法。由于菜肴中营养素的利用和保存率与加工方法、烹调方法，以及烹制过程中火候、温度、时间的长短有着密切关系，而油的热容量低，油温上升快，原料在锅里很快就能成熟，所以能最大限度保留食物中的营养物质。

但是食物煎炒烹炸过程中油温过高（>220℃），且时间过长时也会产生少量反式脂肪酸，因此把握操作技巧、合理搭配、原料选择更为重要。

而且，我们需要注意的是，由于高脂肪饮食的危害，我们需要控制每日油的摄入量，在煎炒烹炸过程中不要因贪恋美味而放入过多的油，从而导致摄入过量油脂，引起肥胖、脂肪肝、胆囊炎等疾病。

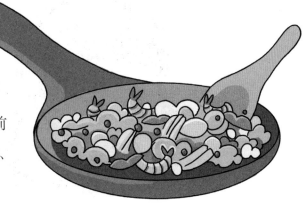

因此健康的烹饪方式应该在尽量保证食物营养成分的前提下，减少油脂的摄入，以蒸煮、凉拌为宜。

高脂或油炸食物
为何会引起腹痛

　　随着生活水平的改善，"吃鱼""吃肉"不再是一年一回的事情，很多家庭都是顿顿有鱼、有肉，而且还经常下馆子吃饭。不少人喜欢上了油炸食物。

　　但也有人一吃油炸食物就会腹痛，这种情况主要见于有胰腺和胆囊疾病的患者，特别是慢性胆囊炎、胆囊结石和慢性胰腺炎患者。进食高脂食物后会刺激消化液的分泌，诱发疾病的急性发作，导致腹痛。

　　所以，对于普通大众，我们倡导均衡饮食；对于有胰腺和胆囊疾病的患者，我们倡导相对更严格的清淡低脂饮食。

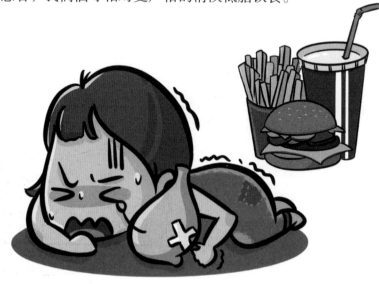

胃为什么怕"生冷"

湿热的天气会导致消化系统功能减低、食欲缺乏、脱水口干等，这时可能只有冷饮和冷食能引发食欲，而冷的食物的确可以起到一定的降温作用。但是，空腹吃进很多冷食冷饮，导致胃内温度低，会刺激消化道的血管收缩，加快消化道蠕动，甚至导致胃肠痉挛，引起腹痛、腹泻等；冷食减少消化液分泌，导致消化不良。

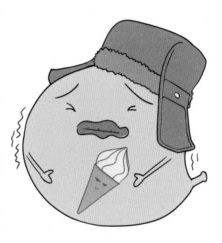

许多生的肉类、水产、蔬菜瓜果等都可能带有寄生虫或病原微生物等。另外，凉菜、剩菜、去皮或切开的水果等，表面湿润、富有营养，是微生物喜爱的食物，即使放在冰箱里，也会迅速滋生细菌，不经过加热杀菌的处理，直接吃下去可能引发感染和腹泻。

慢性萎缩性胃炎等胃功能不好、胃酸过少的人缺少了胃酸的杀菌作用，食用不洁的生冷食物更有可能引发感染。

"养胃食物"
靠不靠谱

对于什么是"养胃食物"，不同地区有许多不同说法，各自有不同的道理。例如，白粥、小米粥、软汤面等食物软烂、易于消化；馒头和烤馒头片在发酵、加热的过程中淀粉被部分分解、糊化，也是更易于消化。在胃动力不足、消化功能差等情况下，这些可以被理解为"养胃"的食物。

但是，对于反酸烧心、严重溃疡等情况，稀粥和汤面体积较大，可能刺激胃酸分泌增加和加重反流。

此外，健康人长期吃软烂食物可能导致胃的"用进废退"。

不同的"养胃"食物各有各的道理和适应情况，需要具体食物根据其原理具体分析。其中，"猪肚养胃"的说法来源于"以形补形"的朴素思想，其原理难以解释。

普通人"养胃"，不能迷信养胃食物，最重要的是规律饮食、戒烟酒、避免暴饮暴食、少吃刺激性食物、定期体检、如有异常及时就医、如有胃病遵医嘱认真治疗等良好健康习惯的保持。

您的肚子疼，
属于哪一种

腹痛的发生机制较为复杂，包括三种基本机制，即内脏痛、躯体痛和牵涉痛。

内脏痛的疼痛部位相对含糊，只是一个范围，疼痛感觉模糊，多为痉挛、不适、钝痛，常伴有恶心、呕吐、出汗等不适。如老百姓常说的"胃痉挛"即是内脏痛。

躯体痛，来自腹膜壁层或腹壁的痛觉刺激，好比"皮肤痛"，定位准确，疼痛相对剧烈而持续，可有局部腹肌紧张和腹膜刺激征（即腹部压着疼、按压腹部的手突然抬起后疼、腹肌紧张腹部发硬），腹痛可因咳嗽、体位变化而加重。常见的病因如急性胆囊炎、肠穿孔等。

牵涉痛也称感应痛，相对复杂，是腹腔脏器引起的疼痛刺激经内脏神经传入相应脊髓节段而定位于体表，出现体表部位的疼痛，往往与内脏痛伴随存在，但疼痛性质与躯体痛类似，即程度剧烈，部位明确，局部可有压痛、肌紧张和痛觉过敏。如急性胆囊炎时疼痛可累及右肩胛下角，脾破裂时可出现左颈部及肩部疼痛。

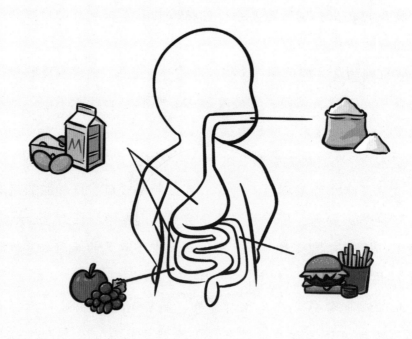

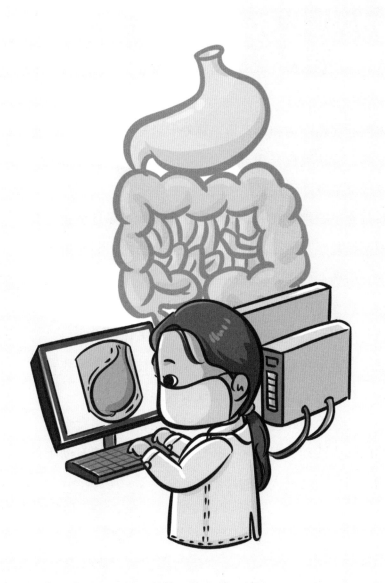

第三章

清肠道，促进吸收力

你知道保持大便通畅有多重要吗

　　排便是将体内的代谢产物和毒素排出体外的过程，每天定时排便对身体是很重要的，大便通畅有利于机体排出有毒物质和食物残渣，而食物中的膳食纤维是有助于促进排便的。

　　大部分人对排便不畅都存在一个误区，认为排便不畅是小病，不需要在意。大便不畅甚至是便秘，其实是一种多种原因引起的疾病，饮食、生活习惯、疾病、药物、精神都会影响大便的通畅。

　　有研究证实，从食物中摄入植物纤维太少，粪便在肠道内停留时间过长，会使结肠中胆酸转变成一种致癌物质，对人体造成威胁。粪便在肠道内的潴留会造成腹胀、食欲不振，长此以往很可能导致营养不良、精神萎靡，对人的生活、精神都造成极大影响。

　　所以，在平时的饮食中，应多食用富含纤维的食物，多食水果、蔬菜，配合适当的体力活动，晨起喝一杯盐水或蜂蜜水也能有助于胃肠道蠕动和食物的消化，促进大便的排出。

● 宿便对健康的危害比想象中要大

宿便堆积在肠道里，肠道蠕动变慢，影响肠道功能，容易造成习惯性便秘，并引起肠道疾病。宿便在肠道中被菌群分解、发酵，可以产生多种化学物质、引发口臭等症状。此外，由于宿便形成的习惯性便秘，对于高血压、心脑血管疾病患者来讲，是非常危险的。

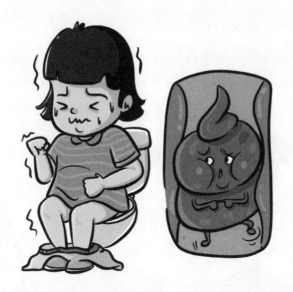

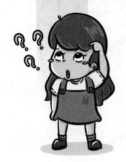

健康的大便
是什么样的

常识告诉我们，每日一次褐色条形软便，是理想的状态。现实中大便的频率、颜色、形状等受到个体差异、食物、情绪等影响会发生一定变化，例如吃红心火龙果可能导致大便发红和不成型。如果已经习惯大便次数多至每天 3～4 次或稍少、大便稍软或稍硬，不必过于紧张。

如果发生不明原因的大便习惯改变、腹泻、不排便、大便变细、自我感觉排便不净、大便黑亮、大便带脓或带血、大便发白等异常情况，则最好尽快就医检查。

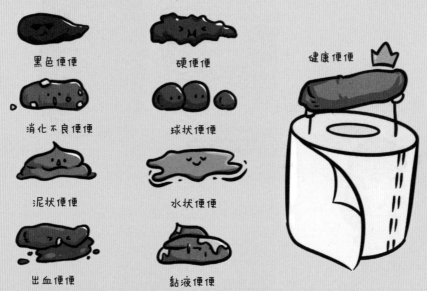

黑色便便　　硬便便　　健康便便

消化不良便便　　球状便便

泥状便便　　水状便便

出血便便　　黏液便便

蹲马桶，你做得对吗

蹲马桶最好养成习惯，如每天清晨规律排便，形成生物钟。这样即能促进排便顺利，又能保证不会因大便在结肠时间过长导致干结、难以排出。

每次蹲马桶时间应控制在3～5分钟以内，应当集中注意力，不要一边大便一边玩手机或阅读，以免减弱排便中枢的活动，造成排便困难。排便时间过长可能引发痔疮，还可能导致排便反射不敏感，加重便秘。

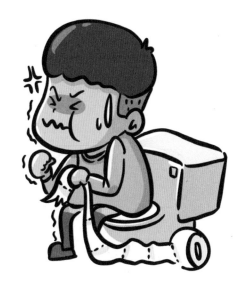

大便时不要用力过猛，尤其是有心血管疾病的老年人。如实在难以排出，可使用开塞露等药物进行辅助。

如有便意，应及时大便。经常憋大便也会造成便意不敏感，导致便秘。

蹲姿比坐姿更利于排便的原因是什么呢？在排便的出口，存在着耻骨直肠肌、肛肠角这样的解剖结构，坐姿的肛肠角大约是80°~90°，而蹲姿时肛肠角可以达到100°左右，更利于粪便的排出。所以，也有人建议，可以在蹲马桶时，脚下适当垫高，更贴近于蹲姿。

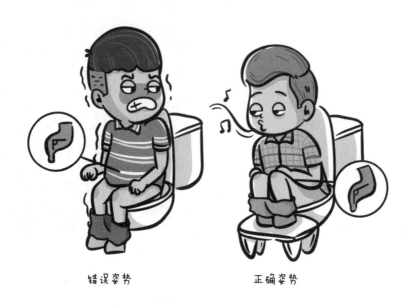

错误姿势　　　　　　　正确姿势

便秘是上火引起的吗

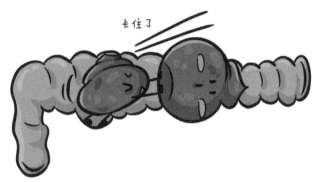

一般来说，便秘根据发病原因分为两大类："慢传输型"和"出口梗阻型"。我们是可以从排便情况来大致予以区分的。简单来说，"慢传输型"指的是肠道动力不足，使得大便难以向前推进移动，也就是大便向前走得慢了。这种情况下，多存在大便干结、粪块坚硬，因而导致排便困难。"出口梗阻型"指的是肛门口负责排出大便的肌肉（肛门括约肌）收缩不协调的问题，大便产生是正常的，但就是在肛门口排不出来。这种便秘多见于老年人，多伴有排便费力、不尽感或下坠感，排便量少，但不一定存在

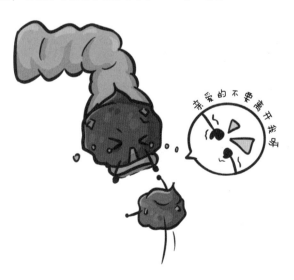

大便干结。因此，通过大便是否干结，我们可以初步判断便秘的原因。

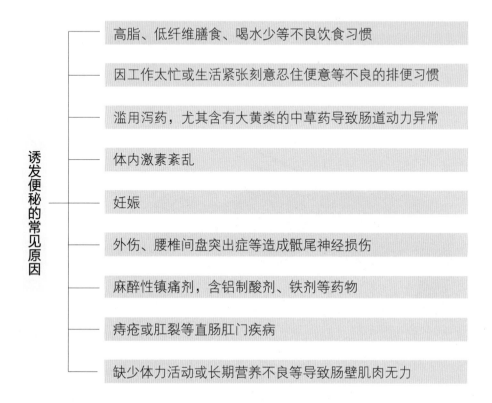

诱发便秘的常见原因

高脂、低纤维膳食、喝水少等不良饮食习惯

因工作太忙或生活紧张刻意忍住便意等不良的排便习惯

滥用泻药，尤其含有大黄类的中草药导致肠道动力异常

体内激素紊乱

妊娠

外伤、腰椎间盘突出症等造成骶尾神经损伤

麻醉性镇痛剂，含铝制酸剂、铁剂等药物

痔疮或肛裂等直肠肛门疾病

缺少体力活动或长期营养不良等导致肠壁肌肉无力

为什么老年人
容易出现便秘

便秘在老年人中的发生率相当高，一方面是因为随着年龄增大，各脏器功能逐渐衰退，胃肠道也"老了"；另一方面，老年人体力逐渐变差、卧床时间增加，均可导致结肠蠕动减弱，推动力不足。

另外，老年人常合并有糖尿病、尿毒症等，也是不可忽视的重要因素。糖尿病、慢性肾功能不全会出现各种各样的并发症，影响胃肠神经和动力功能、发生胃黏膜损伤、导致食欲不振，都可出现便秘的情况。

对于老年人，最重要的是警惕肿瘤，如结肠癌，老年人突然出现的便秘，特别是出现便中带血、粪便变细、腹部包块等报警征象时，需要考虑肠腔内肿瘤的生长占据肠腔容积、影响肠道正常排便功能的可能，需及时就诊于消化科。

大便次数多
就是腹泻吗

腹泻，俗称"拉肚子"，几乎每个人都曾遇到过。医学上是如何规范定义的呢？正常人排便习惯不一，可每日 3 次到每周 3 次不等，每日粪便量一般少于 200g，粪便含水量为 60%~80%，通常为成形黄色软便。

腹泻指排便次数每日 > 3 次，且粪质稀薄（含水量 > 85%），排粪量 > 200g，分别从次数、性状和粪量做了明确的定义。

因此，单纯的排便次数增多，但均为黄色成形软便，含水量和粪便量并不增加，则不能定义为腹泻，这种情况可在胃肠运动功能失调，或存在肛门直肠疾病时发生。

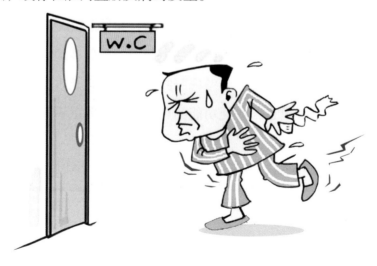

腹泻就是"吃坏东西"引起的吗

引起腹泻的原因可以是多种多样的，它可能是肠道的问题——例如肠道炎症、肿瘤、肠易激综合征，也有可能是一些全身性疾病在消化系统的一种表现——例如甲状腺功能亢进、系统性红斑狼疮，不一定只有吃坏东西这一种情况。不过，我们在日常生活中最经常碰到的，还是细菌、病毒或者它们分泌的毒素经由进食的过程接近肠道，一举入侵，引起了腹泻。

①金黄色葡萄球菌在自然界中无处不在，包括空气、水、灰尘，如果剩饭剩菜暴露在空气中，夏天气温高，病菌大量繁殖，产生的毒素非常耐热，加热饭菜也很难消灭它的毒力，毒素和食物一起进入肠道，就可能会引起腹泻。

② 如果做饭前没有洗手，金黄色葡萄球菌也会大量进入食物中。

③猪肉中常常含有旋毛虫的幼虫，当我们吃烤串时，如果烤得半生不熟，没能完全杀死它们，隐藏在其中的旋毛虫就可能进入人体，引发腹泻，更可能会发生旋毛虫在全身移行，多处器官都可能会发生病变，出现严重的后果。

④更不要提有些食物腐败的情况，其中致病微生物的量、种类、分泌的毒素又多又杂，进食这种食物，实在是有很大危险发生腹泻。

●● 哪些"坏东西"会引起腹泻

所谓"吃坏东西"引起腹泻，可能是摄入了某些不能被肠道吸收的物质（比如乳果糖等泻药），或者是经口食入细菌等有害微生物（比如沙门菌、大肠埃希菌）。其实，按照腹泻的发生机制来划分的话，可以分为渗透性腹泻、分泌性腹泻、炎症性腹泻、动力性腹泻这几种，"吃坏东西"可能导致渗透性腹泻、分泌性腹泻。

饮食不当引起腹泻的情况非常常见，如果一同进食的人也出现了腹泻，那我们一定要好好考虑，是否是吃东西的问题引起了腹泻。

●● "好东西"会引起腹泻吗

除了我们平时常见的"吃了脏东西""吃了坏东西"，有些我们可能还认为是"好东西"的食物，也会暗藏祸心。现在喝生牛奶的人很少，但是部分人认为生牛奶"新鲜""原汁原味""营养价值高"，实际上生牛奶中含有结核菌、沙门菌、大肠埃希菌等，饮用后腹泻的情况非常多见。尤其是结核菌，大家对肺结核可能非常熟悉，实际肠道也可以患结核，有游牧习惯的人群常常会因为饮用生牛奶患上肠道结核。

有时候我们也不应当完全怪罪于食物，冷食也可能因温度低刺激了肠道引起腹泻，有些消化功能较弱的人吃了不易消化的食物如糯米制品后常因消化不良而腹泻，还有些人可能肠道蠕动得太快，食物在前面的肠道还没有被完全处理好就被送到后面的肠道了，这时也可能会发生腹泻。

做笔记

饮食不当引起腹泻的情况非常常见，如果一同进食的人也出现了腹泻，很可能是食物本身的问题，如食物被金黄色葡萄球菌、旋毛虫、沙门菌、大肠埃希菌等有害微生物污染。

对于消化能力较弱的人，吃了冷食或不易消化的食物也可能会引起腹泻。

一紧张就去厕所
是病吗

　　快考试或面试前，不少人会出现腹部不适、急着跑厕所的情况。大家知道其中的奥秘吗？这种现象，有人称之为"紧张性腹泻"。其原因是当人们面临过大压力、精神过度紧张时，胃肠道的蠕动会加快，消化吸收功能紊乱，从而出现"拉肚子"的情况，可同时伴有腹痛、腹胀、食欲不振等不适。当紧张缓解、精神放松后，消化功能恢复正常，上述不舒服会很快消失。如果客观检查排除器质性的疾病，可考虑肠易激综合征。

　　遇到上述情况，不要过分担心焦虑，因为心理负担过大反而会导致症状加重。我们建议，有类似经历的人可以通过与好友聊天、慢跑等轻度运动的方式来缓解过度紧张的情绪，从而减轻或避免上述情况的复发。

膳食纤维对肠道有什么作用

首先，膳食纤维在肠道中增加粪便的容积，促进肠道的运动，减少粪便中有害物质接触肠壁的时间。

其次，正常人体肠道中存在大量细菌，包括很多的有益菌群和少量的有害菌群，每日摄入足量的膳食纤维可以使肠道内的有益菌如双歧杆菌数量增加，有助于维生素的合成。

最后，果胶、树胶、海藻多糖等膳食纤维具有很强的黏滞性，可以增加肠液的黏度，有利于保护肠道黏膜。

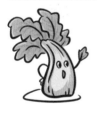 除了帮助消化、快速排泄，膳食纤维还有好多其他作用！

 降低血清胆固醇，预防冠心病

可溶性膳食纤维低聚果糖、果胶的降脂作用较明显，不溶性膳食纤维无此作用

预防胆石形成，减少胆石症的发生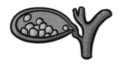

预防结肠癌

防止能量过剩和肥胖

维持血糖正常平衡，防治糖尿病

哪些食物富含膳食纤维

（1）全谷类食品，如糙米、燕麦、玉米、小米、小麦、大麦等。

（2）未经加工的豆类，如黄豆、绿豆、红小豆等。

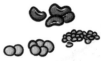

（3）水果，如桑葚、酸枣、梨、石榴、苹果、菠萝等。

（4）坚果，如杏仁、核桃、榛子等。

（5）其他蔬菜，如胡萝卜、芹菜、竹笋、裙带菜、竹荪、木耳、紫菜、海带等。

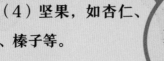
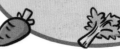

为什么有些人喝牛奶
会拉肚子

•• 什么是乳糖不耐受症

你或者身边的朋友、家人，有没有人一喝牛奶就拉肚子？但喝酸奶却不会拉肚子呢？在医学上我们称之为乳糖不耐受症。

乳糖是一个二糖，由一个葡萄糖和一个半乳糖组成，因在哺乳动物的乳汁中富含而得名。乳糖在牛奶中约占4%，在人乳汁中占5%～7%。乳糖不能直接被人体所吸收，需首先在乳糖酶的作用下分解为葡萄糖和半乳糖才行。

若乳糖酶缺乏，乳糖被摄入后，无法在小肠内被完全消化吸收，这种现象称为乳糖吸收不良。中国人群普遍存在乳糖酶缺乏症，20%～60%乳糖吸收不良者摄入乳糖后，未被消化的乳糖可产生渗透作用，进入结肠后被细菌分解为短链脂肪酸及氢气等气体，刺激肠道蠕动，导致腹痛、腹胀和腹泻等症状，表现为乳糖不耐受症。乳糖吸收不良者摄入乳糖后是否出现乳糖不耐受症状，可能与摄入乳糖量、肠道转运时间、内脏敏感性、精神心理因素、肠道菌群等因素有关。

••乳糖不耐受的人能喝牛奶吗

大部分乳糖不耐受者饮用少量奶制品并不会出现症状，因为人体肠道内存在乳酸杆菌等可以分泌乳糖酶的共生菌。那么，对于乳糖不耐受者，如何正确饮用奶制品来预防和改善症状呢？

👉 **避免空腹喝奶：**一般来讲，乳糖不耐受者空腹喝奶时症状较重，但配合饼干、面包、麦片等混合膳食，牛奶中的乳糖浓度被稀释，症状会相对较轻。

👉 **少量多次：**乳糖不耐受者对乳制品反应各异，但对一定量之内的牛奶多可耐受，有些人喝一杯牛奶出现症状，有些人喝半杯出现症状，因此，采用少量多次的方法多可缓解或避免相关症状。

👉 **饮用酸奶：**酸奶中的乳酸杆菌可以分泌乳糖酶，20% ~ 30% 的乳糖可以被降解，比鲜牛奶易于消化吸收，因此乳糖不耐受者可以饮用酸奶代替牛奶补充营养。

👉 **加乳糖酶或食用含乳糖酶的奶粉：**通过外源性补充乳糖酶提高乳糖的消化和吸收，缓解症状。

👉 **其他：**服用去掉乳糖的牛奶制品（如舒化奶等）。

特别需要提醒的是，对于先天性乳糖不耐受的婴幼儿，喝奶就会出现腹泻，需及时诊断并避免奶制品和任何含乳糖的食品。若诊断不及时有可能会出现营养不良、脱水、体重减轻等并发症，甚至死亡。

饭后喝酸奶，真的有助于消化吗

酸奶本身并不能帮助胃肠消化食物，且酸奶本身含有不少的蛋白质、脂肪、糖类，对于功能性消化不良、胆囊切除等患者还会增加消化的负担。酸奶比牛奶易于消化，是一种好的营养来源；含有足量活性益生菌的酸奶可能对肠道菌群有一定调节作用。

但是饭后喝酸奶并没有直接帮助消化的作用，而且饱餐后额外喝一杯酸奶可能导致长胖。

我们在选购酸奶时,常常分不清乳酸菌饮料和酸奶有什么区别,其实二者完全不同。乳酸菌饮料和酸奶中都含有益生菌，但是差别在于乳酸菌饮料大多数成分只是糖水，真正的牛奶含量很少。而酸奶是由牛奶发酵而来的，相比来说当然是酸奶更加有营养。

乳酸菌饮料虽然也含有很多有益菌,但其不同于酸奶之处在于,它是在原料乳发酵后加入白砂糖、乳化剂、果汁、酸味剂等进行混合、调配，最后加入香精等制成。因此乳酸菌饮料中含有较多人工添加剂。因为人工添加剂属于人工食品,不利于排便和肠道菌群的平衡,且肠易激综合征患者易出现人工食品不耐受的情况。因此，对于肠易激综合征患者而言，乳酸菌饮料不如酸奶适合。

晨起一杯水
能唤醒肠道吗

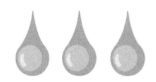

你有没有每天早上起来，空腹喝一杯温水的习惯呢？如果有，你一定感受过那种一杯水下肚后，水流沿着肠道慢慢流下的通畅感。如果再接着进食一顿富含膳食纤维的早餐，全麦吐司加牛奶，或者一碗香浓的燕麦片，就仿佛给休息了一晚的肠道一个起床的信号，让它醒过来，开始新一天的工作。

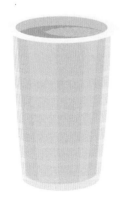

跟人一样，夜间我们的肠道也进入了一个休息的状态，此时肠道的蠕动是减低的。而晨起的一杯水和早餐，则促进了肠道的蠕动，促进宿便的排出，减少肠道对粪便中毒物的吸收，这对于缓解便秘症状，促进肠道健康都是很有好处的。因此，早晨起来第一件事，空腹喝下一杯暖暖的白开水，给肠道洗个澡，排毒养颜，开启充满活力的新一天。

延伸
阅读

过敏不是皮肤疾病，
而与肠道免疫系统有关吗

除了大家熟知的消化系统的角色，肠道还在人体中扮演着免疫系统的角色。肠道免疫系统由肠上皮细胞、淋巴细胞、淋巴结等组成，正常情况下肠道菌群与肠道免疫和平共处，如果两者的动态平衡被破坏，肠道免疫系统失去对正常菌群抗原的耐受，可以产生肠道局部炎症反应、全身性炎症反应，导致"过敏"的发生。

我们怎么知道自己对哪些食物过敏呢？食物过敏不仅可出现皮肤发红、瘙痒、风团等通常人们认为的过敏症状，还可以仅仅表现为腹胀、腹泻、排气增多。

对于炎症性肠病的患者，更应当注意观察食物的不耐受现象。若出现饮食后症状加重，如大便次数增多、腹痛、腹胀的情况，则需要寻找是对哪一种食物出现了不耐受。

这种情况下，可以列出食物清单，首先考虑那些食用较少或初次接触的食物，然后考虑那些多次出现症状前都吃过的食物，并在以后的饮食中，尽量避免食用这种食物。

肠易激综合征患者
不能吃哪些食物

肠易激综合征，简称IBS，是一种常见的功能性肠病。它指的是长期频繁出现腹泻或者便秘的肠道症状，但是在进行了胃镜、肠镜等各种检查之后，仍然无法找到明确的病变。

肠易激综合征的发作与食物无明显关系，往往没有饮食诱因，主要表现为腹部不适、腹泻或便秘，无伴发的口、皮肤、呼吸系统症状。

• 不能吃"产气"的食物

肠易激综合征患者就像一个过度敏感的人，受不了一点外界的刺激，而某些食物在消化过程中会产生大量气体，这些气体便会刺激肠道，引发症状加重。

具有产气作用的食物包括萝卜、洋葱、卷心菜、豆类食品（如红豆、绿豆、黄豆、豌豆、豆干、豆腐）、白薯、韭菜、生葱、生蒜、芹菜等，此外有的水果（如苹果、西瓜、香瓜、哈密瓜）和饮料（如蜂蜜、牛奶、汽水、可乐）等也具有产气作用。产气的食物在食用后造成肠道内气体的增加，容易引起腹胀等表现，增加便秘型肠易激综合征患者的不适，因此应当少食用产气食物。

● 不能吃高脂肪食物

高脂饮食,即含脂肪量高的食物,包括油炸煎烤的食品、肥肉、奶油、火腿肠、巧克力、冰淇淋等。

肠易激综合征患者应避免食用这些食物,因为这些食物脂肪含量较高,需要胆汁和脂肪酶的消化,小肠吸收过程较慢,加重了胃肠道的负担,且易引起肠道菌群的失衡。对于本就敏感的肠易激综合征患者的肠道而言,不易耐受,加上这部分患者肠动力亢进,更不利于这些食物的消化吸收,因此常常会出现食用这些食物后出现腹泻加重、便中带油滴或存在未消化食物的现象。

● 不宜饮咖啡、茶

咖啡、茶是肠易激综合征患者需要避免的饮料,由于咖啡、茶中的咖啡因会刺激肠道、兴奋中枢,从而加重肠易激综合征的症状,因此肠易激综合征患者应当避免饮用。

同样的,一些含有咖啡因的饮料,如可乐以及部分功能饮料,对于肠易激综合征的患者也不推荐饮用。

● 不宜吃太多加工食品

加工过或人工合成的食品,比如火腿肠、汽水、奶茶、蛋糕、饼干、膨化食品、沙拉酱等,食品的营养价值不高,精加工的食品缺乏膳食纤维,不利于排便和肠道菌群的平衡,且易出现人工食品不耐受的情况,因此肠易激综合征患者应当尽量避免食用加工食品。

出现黑便就是肠道
出血了吗

黑色便便

黑便的出现是由于血红蛋白被肠道内的细菌分解，使大便呈现黑色。但有黑便不一定是消化道出血，药物和食物均会造成黑便。

药物包括琥珀酸亚铁、硫酸亚铁等铁剂，以及铝酸铋、枸橼酸铋钾等保护胃黏膜的铋剂，还包括某些中草药，在服用后都会使大便变黑，但并非是出血；而鸭血、猪血等动物血和猪肝这些食物在食用之后也会出现黑便的情况。

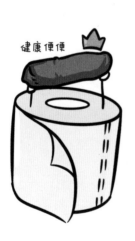

健康便便

因此在黑便出现后，应至医院检查大便潜血情况。在早期，大便潜血的检测是使用化学法，也容易被药物和食物影响而出现检测不准的情况，但目前用的免疫法检测是针对人的血液进行检测，可以有效去除食物和药物的影响。

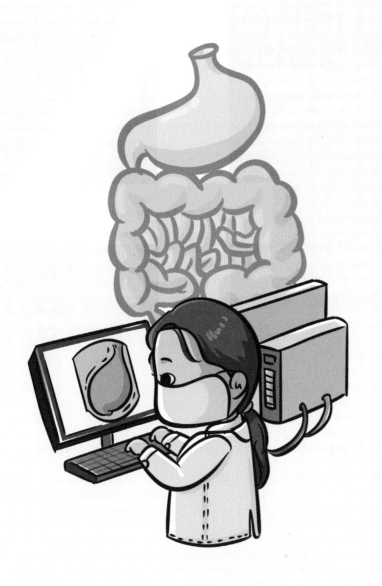

第四章
与消化相关的小小微生物

口腔中的微生物
会影响食物消化吸收吗

食物在口腔里主要是通过两种方式进行消化，一是通过咀嚼进行机械性消化，二是通过唾液腺分泌唾液进行化学性消化。

口腔中的微生物对食物的吸收消化没有直接的作用。作为人体微生物群落的重要组成部分，口腔微生物多以生物膜的形式组成复杂群落，行使微生物生理学功能。

当与宿主处于平衡状态时，口腔微生物群落可阻止外源性致病菌的入侵，而当平衡被打破时，可诱发多种口腔慢性感染性疾病，比如龋齿、牙周病、智齿冠周炎等，危害口腔健康，一定程度上会对进食造成影响。

也有研究表明，口腔微生物可作为病灶，与全身系统性疾病关系密切。

此外，一些胃肠道的有害菌（如幽门螺杆菌）可能存在于口腔中，并很容易通过共同进餐等方式经唾液传播。

有能耐胃酸的微生物吗

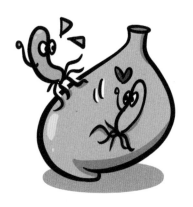

胃内因为有胃酸，所以 pH 很低，是强酸环境，胃酸和盐酸的酸性相当。胃酸能杀灭进入胃内的病原菌，再加上胃的蠕动推进作用，一般的细菌很难在胃内生存。

1983 年两位学者 Marshall 和 Warren 从慢性活动性胃炎患者的胃黏膜活检标本中分离到幽门螺杆菌。幽门螺杆菌是一种单极、多鞭毛、螺旋形弯曲的细菌，在胃黏膜上皮细胞表面常呈典型的螺旋状或弧形。由于这一发现两位学者获得了诺贝尔医学奖。

为什么幽门螺杆菌能克服这种不利于生存的环境因素，在胃内定居并终身生存呢？主要是因为幽门螺杆菌能产生一种尿素酶，形成碱性物质抵抗胃酸环境，同时依赖于它的螺旋形、鞭毛和黏附素等物质，破坏胃黏膜，并形成一个适合生存的小环境，使它能寄生于胃黏膜表面。幽门螺杆菌与慢性胃炎、胃溃疡等慢性胃病密切相关，同时也是胃癌发生的重要因素之一。

吹口气就能检测出胃里的幽门螺杆菌吗

　　幽门螺杆菌（Hp）检测分为侵入性和非侵入性检测两类。侵入性检测指的是在胃镜检查时，取少许胃黏膜组织进行检测。首选组织尿素酶检测，该方法快速、简便、灵敏，胃镜检查同时很快就可以出结果，但有一定假阴性的可能。此外，还有两种方法：一个是细菌培养法，该方法准确可靠，并可进行药物敏感试验，但培养较为耗时，并要求一定的检测条件，不是所有医院都能开展；另一个是病理学检查法，用胃黏膜组织进行切片染色，以银染色法最佳，检测率较高，结果可靠，但也需要一定的时间才能出结果。

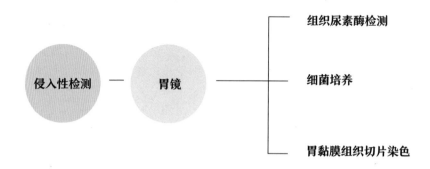

非侵入性检测包括：①碳13/碳14标记的尿素呼气试验，采用在空腹状态下呼气的方法检测Hp，简单无创快速。但本方法较敏感，有假阳性的可能。②检测血清中的Hp抗体，这是采取抽血检查的方法，但这种方法不能鉴别是既往感染Hp还是正在感染Hp，因此不能决定是否需要治疗，具有一定的局限性。③粪便抗原（HpSA）检测，这种方法安全、简便、准确率高，但国内目前尚缺乏相应的试剂。

目前较多采用的方法是尿素呼气试验。

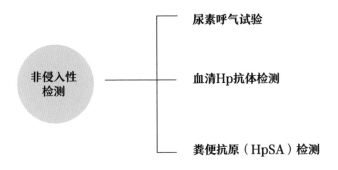

尿素呼气试验

非侵入性检测 —— 血清Hp抗体检测

粪便抗原（HpSA）检测

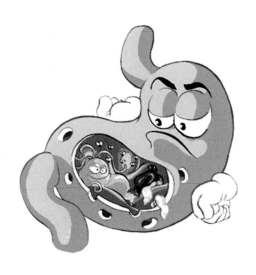

幽门螺杆菌与哪些胃部疾病有关

●● 感染幽门螺杆菌就会生病吗

幽门螺杆菌与很多疾病有关，但很少有疾病是由幽门螺杆菌单一因素导致的；也就是说幽门螺杆菌是很多疾病发生的原因之一，并不是唯一的原因。

幽门螺杆菌感染是慢性活动性胃炎、消化性溃疡、胃黏膜相关淋巴组织（MALT）淋巴瘤和胃癌的重要致病因素。尤其是消化性溃疡，消化性溃疡患者的幽门螺杆菌感染率极高，根除幽门螺杆菌可促进溃疡愈合，显著降低溃疡复发率。研究还发现幽门螺杆菌除了引起消化系统疾病外，还与过敏性疾病、哮喘等有关。

幽门螺杆菌与胃癌的关系是人们关注的焦点，虽然幽门螺杆菌是胃癌发生的危险因素，但与细菌毒力强弱、个体差异以及很多其他因素密切相关。现在很多人体检时都发现幽门螺杆菌呈阳性，但这并不表明一定会得这些疾病，一定要综合分析，不必盲目担心。

•● 幽门螺杆菌的感染途径

人是幽门螺旋杆菌的唯一传染源，传播途径是消化道，幽门螺旋杆菌主要通过以下三种途径传播。

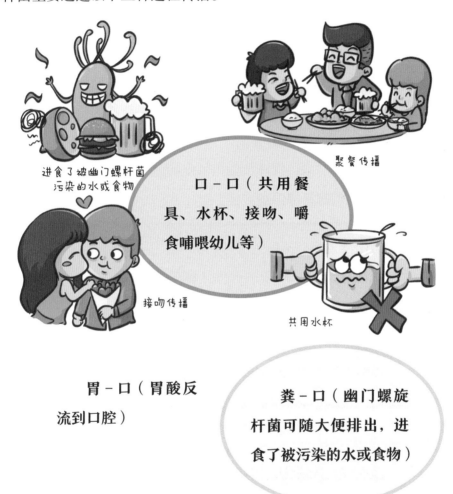

进食了被幽门螺杆菌污染的水或食物

聚餐传播

口-口（共用餐具、水杯、接吻、嚼食哺喂幼儿等）

接吻传播

共用水杯

胃-口（胃酸反流到口腔）

粪-口（幽门螺旋杆菌可随大便排出，进食了被污染的水或食物）

因此，家族聚集性是 Hp 感染的一个显著特征，家庭内传播可能是一个主要途径。

幽门螺杆菌感染
一定要治疗吗

由于我国幽门螺杆菌感染率高，且根除幽门螺杆菌需要联合用药方案，抗生素具有一定的副作用，因此，**并不是所有的幽门螺杆菌感染都需要治疗**。是否根除幽门螺杆菌需要专业消化科医生评估后决定，主要是看是否患有与幽门螺杆菌相关的疾病。

需要根除幽门螺杆菌的适应证

消化性溃疡，不论是否处于活动期、是否存在并发症，都应该根除幽门螺杆菌，这样才能促进溃疡愈合和明显降低复发率。

胃黏膜相关淋巴组织淋巴瘤，这是一种少见的胃恶性肿瘤，该病也必须根除幽门螺杆菌。

慢性胃炎伴消化不良症状。

慢性胃炎伴胃黏膜萎缩或糜烂。

早期胃肿瘤已行内镜下切除或手术胃次全切除。

长期服用质子泵抑制剂（PPI）。

有胃癌家族史。

计划长期服用非甾体抗炎药（包括低剂量的阿司匹林）。

其他疾病，如不明原因的缺铁性贫血、特发性血小板减少性紫癜、淋巴细胞性胃炎、增生性胃息肉等。

个人要求治疗。

如个人要求治疗，在治疗前应经过医生严格评估，年龄 < 45 岁，没有报警症状者，支持根除幽门螺杆菌。但年龄 ≥ 45 岁或有报警症状者则不支持直接根除幽门螺杆菌，而是一定要先行胃镜检查，以排除肿瘤等严重疾病的可能。

报警症状

包括消化道出血、持续呕吐、消瘦、吞咽困难、吞咽痛、腹部肿块等。

对待幽门螺杆菌，
一定要用"狠招"

由于胃内 pH 较低，大多数抗菌药活性降低，不能穿透黏液层到达细菌，因此幽门螺杆菌不易根除。迄今为止，尚无单一药物可有效根除感染。

目前临床上通常采用质子泵抑制剂和（或）铋剂为基础联合应用两种抗菌药的三联或四联疗法。其中推荐用于根除治疗的 6 种抗菌药为克拉霉素、阿莫西林、甲硝唑（或替硝唑）、呋喃唑酮、喹诺酮类抗菌药（如左氧氟沙星或莫西沙星）、四环素。

常用药物	耐药率
阿莫西林、呋喃唑酮、四环素	1% ~ 3%
克拉霉素	20% ~ 38%
左氧氟沙星	30% ~ 38%
甲硝唑	60% ~ 70%

幽门螺杆菌的治疗方案包括三联疗法和四联疗法，以质子泵抑制剂（如奥美拉唑、埃索美拉唑等）加上克拉霉素、青霉素（或四环素）、甲硝唑（或替硝唑）等抗生素中的 2 种，组成三联。为了增加疗效，可同时加用铋剂组成四联疗法，服药时间需 1 周

或 2 周（具体遵医嘱），注意中间不能擅自停药。

> **铋剂四联疗法可选方案：**
> ① PPI+ 四环素 + 甲硝唑 + 铋剂
> ② PPI+ 阿莫西林 + 克拉霉素 + 铋剂
> ③ PPI+ 阿莫西林 + 呋喃唑酮 + 铋剂
> ④ PPI+ 阿莫西林 + 左氧氟沙星 + 铋剂
> PPI(质子泵抑制剂)，常用有奥美拉唑、埃索美拉唑、兰索拉唑、泮托拉唑、雷贝拉唑等。

对于有症状的患者，治疗过程中即使胃部症状有所好转，也要坚持服药，根治治疗的目的不是缓解症状，而是根除 Hp，若根据自行判断而擅自停药，根除治疗不但不会成功，可能还会产生幽门螺旋杆菌耐药菌株。服药时应注意质子泵抑制剂应饭前服用效果更好，其他药物饭后服用。此外，吸烟和饮酒可能会影响根治效果，因此治疗过程中尽可能戒烟戒酒。

根治幽门螺杆菌之所以要用药物联合治疗的方法，是由于大多数抗生素在胃的低 pH 环境中活性降低，不能穿透黏液层到达细菌，不易根除幽门螺杆菌。联合用药治疗方案中应用抗酸剂来提高胃内 pH，增强抗生素作用。铋剂有一定的抗幽门螺杆菌作用。根除治疗的疗效主要取决于抗生素的选择，如果幽门螺杆菌对大部分抗生素耐药，疗效就会较差。

根据目前的联合治疗方案，根除幽门螺杆菌治疗的疗程为7～14天。鉴于含铋剂的四联疗法延长疗程可在一定程度上提高疗效，故四联治疗的推荐疗程为10天或14天。

　　根除幽门螺杆菌治疗结束后至少4周进行复查，首选碳13或碳14尿素呼气试验。

　　若患者长期服用抗生素或铋剂至少需停药4周后复查，如服用抑酸剂至少停药2周后复查。

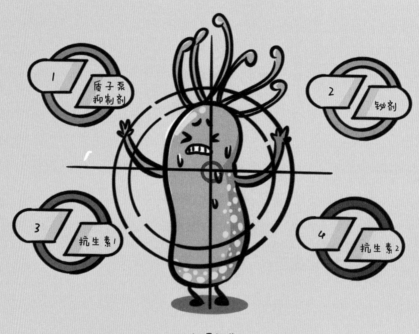

幽门螺杆菌

肠道中寄居着
多少微生物

在人类的肠道内，尤其是结肠中，寄居着种类繁多的微生物，这些微生物构成一个极其复杂的生态群体，称为肠道菌群。据推测，对于一个正常成人，肠道内的细菌总重量可达 1 ~ 1.5kg，包含的细菌数量则可以达到 10^{14} 个，而一个成年人自身的细胞数量仅为 10^{13} 个，也就是说，居住在我们肠道内的细菌数量，是人体细胞总数的 10 倍！我们每天排出的粪便中，干重量的 50% 以上是由这些细菌及其"尸体"构成的。因此有人风趣地说，从数量上来看，我们人类应该是寄生在细菌上的。

如此之多的细菌，并非杂乱无序地驻扎在肠道内。相反，对于一个正常人体来说，肠道菌群具有一定的组成结构。这些细菌的动态平衡保证了我们身体各种功能的健康状态。最新研究表明，肠道菌群还可能与肥胖、糖尿病、胃肠道肿瘤等多种疾病相关。

肠道的细菌如此重要，我们应养成良好的膳食习惯，避免随便应用抗菌药物，保持肠道菌群平衡。

肠道中的细菌
会让我们生病吗

按照其在肠道内不同的生理功能，将肠道中的细菌分为三大类：共生菌、条件致病菌和致病菌。

●共生菌——人体健康的好伙伴

所谓共生菌，顾名思义，它和人体是互惠互利共生的关系，也称益生菌。简单地说，就是人体为细菌的生活提供生存场所和营养，而这些细菌则为人体产生有益的物质，保护人类健康。共生菌具有防护、营养、免疫调节等作用，其定殖在肠道内，帮助消化、改善肠道蠕动、阻止肠内有害细菌的繁殖，还可作用于宿主的免疫系统，诱发肠道免疫，并刺激胸腺、脾脏等免疫器官，增强机体免疫功能。共生菌是肠道菌群的主体，占据了肠道菌群所有细菌数量的 99% 以上，一般都是专性厌氧菌，包括双歧杆菌、乳酸菌、拟杆菌等。

●条件致病菌——偶尔捣蛋的"看客"

条件致病菌在肠道菌群内数量较少，包括肠球菌、肠杆菌等。它们从功能上来说是肠道内的"看客"。在正常条件下，由于大量共生菌的存在，这些"看客"不会捣蛋。但若在一定条件下任由它们繁殖，就会对机体产生不良影响。

●● 致病菌——引发疾病的"坏分子"

肠道内还有一小部分微生物成员，它们在一般情况下不常驻在肠道内，但是若不慎摄入，则有可能在肠道内大量繁殖，然后兴风作浪，导致疾病，这些就是致病菌。其中有些名字大家耳熟能详，例如引起食物中毒的沙门菌、导致腹泻的霍乱弧菌等。

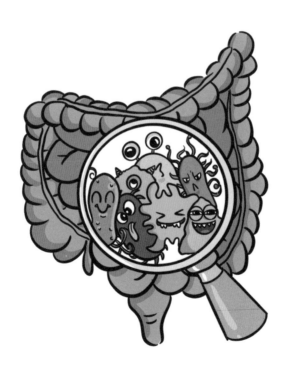

肠道菌群失调
是怎么发生的

肠道菌群按一定构成比例存在于肠道内，好比一个小王国，各部落间互相制约，互相依存，在质和量上形成一种生态平衡。但当机体内外环境发生变化时，将这个平衡打破，导致一些菌被抑制，另一些菌趁机繁殖，引起菌群失调，导致相应临床症状出现，发生肠道菌群失调。

常见的导致肠道菌群失调的因素包括饮食、药物、年龄、胃肠道免疫功能障碍等。肠道菌群失调最主要的表现为腹泻，多为大量水样泻，因病原体不同表现各异。生活中肠道菌群失调的例子并不少见。比如食用变质的食物后出现呕吐、腹泻，长期大量使用广谱抗生素后出现腹泻等。另一个经典例子就是"水土不服"。饮食对肠道菌群的影响也很大，高脂、高糖的饮食习惯会导致共生菌比例下降，形成肠道菌群失调。

那么，如何保护肠道菌群平衡呢？建议合理均衡膳食；抗生素的使用须遵医嘱，切勿滥用和过量使用；食物在冰箱中储存时间不宜过长；适当补充益生菌。

益生元和益生菌一样吗

微生物制剂包括益生菌、益生元、合生元三种。

益生菌是指含有活菌和（或）包括菌体组分以及代谢物的死菌的生物制品，比如双歧杆菌、乳杆菌等活菌制剂。益生菌通过自身的活动（与有害菌的竞争性抑制）或代谢产物（乳酸、H_2O_2），对宿主发挥有益作用。

益生元则是一种不易被机体消化，不被有害菌利用，可被有益菌利用的物质，如低聚果糖、菊粉、低聚半乳糖等。简单地说，益生元是益生菌的食物，通过促进益生菌生长，间接发挥其作用。平时多吃蔬菜粗粮，基本可达到日常益生元的需求，但如果是腹泻或治疗后的肠道菌群重建，需要额外补充一些益生元。

合生元是益生菌和益生元并存并协同发挥作用。

传统观点认为益生菌制剂是安全的，但近几年有观点认为其存在致病性、感染性、代谢物毒性、传递耐药质粒等安全性问题。当有相关症状时，可在医生的指导下选用合理的方案，但一般情况下，没有菌落失调症状的，不推荐使用微生物制剂，可通过日常膳食满足维持肠道微生物的需要，例如大豆所含的低聚糖、粮薯蔬果中的膳食纤维都是双歧杆菌等益生菌的食材。

"粪便移植"能治病吗

　　"粪便移植"学名是粪便微生物移植,也称粪菌移植,是通过肠镜、胃镜、胶囊等方法,将经过严密检测的供者粪便移植至患者体内,帮助患者重建更好的肠道微生物菌群和微环境。

　　粪便移植的途径对移植效果十分重要,已报道的粪便肠道微生物给予方法有灌肠、口服粪菌胶囊、鼻胃管、结肠镜等,但最佳的移植方案仍不清楚。其中口服的研究数量还很少,灌肠只能植入左半结肠,结肠镜和鼻胃管植入还是目前的主流推荐。

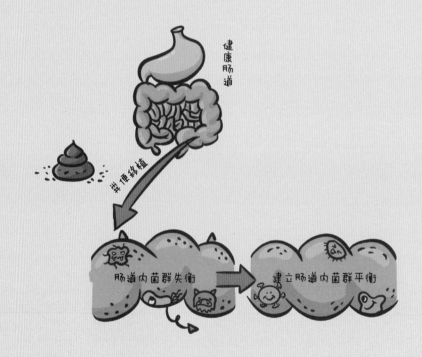

目前，粪菌移植被用于复发难治性艰难梭状芽孢杆菌感染，我国已有中华粪菌库等经过严格筛选的粪菌库可用于临床治疗。粪菌移植已被多个医科指南推荐作为艰难梭菌感染的二线治疗，并且所有粪菌移植患者需要接受为期至少8周的移植后随访，以观察疗效及不良反应。对于初次移植失败的患者，推荐再次接受移植；对于免疫抑制的患者，推荐谨慎使用。

粪菌移植在炎症性肠病治疗、肿瘤免疫等许多方面也有一定的前景，但都还处在研究阶段。

目前研究报道，粪菌移植治疗后，一些患者有短暂性腹痛或便秘、发热、C反应蛋白升高等，但未发现显著不良反应，其他风险包括疾病恶化、治疗中断、潜在的已知或未知微生物感染等，此外，随着对肠道微生态研究的深入，粪菌移植可能会带来心理、情绪、认知、神经改变以及无法预料的社会风险，因此对于粪菌移植供体的选择和筛查、粪菌库的建立、粪菌移植适应证的扩大、伦理和监管问题等还需要探索与完善。

艰难梭菌

是抗生素相关性腹泻的常见致病菌。

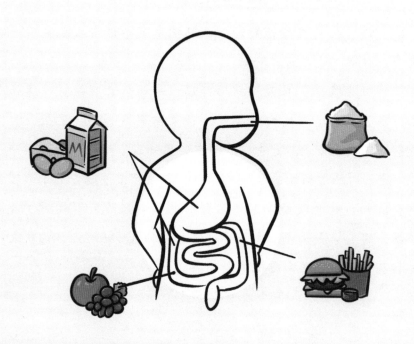

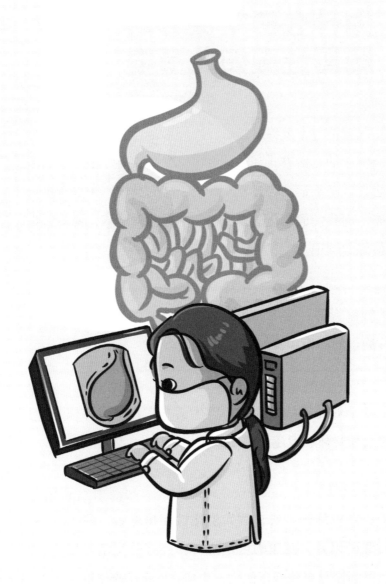

第五章

习惯决定消化力

为什么日常保养对
肠胃健康如此重要

常言道："三分治，七分养"，很多疾病都是如此，而消化系统疾病尤为如此。健康的生活方式和饮食习惯，尤为重要。很多人因为工作经常废寝忘食，缺乏运动，让原本健康强壮的身体一步步滑落为亚健康甚至病态。而我们的消化道对环境和压力非常敏感，考前紧张上洗手间就是最好的例子。

> 对于健康人群，健康的生活方式和饮食习惯可以让我们保持愉悦的心情和良好的胃肠功能。

> 对于处于亚健康的人群，调整生活方式和饮食习惯的努力也会使身体状况逐渐有所改善。

> 对于已经患病的人群，例如消化性溃疡患者，除了定期按时服药以外，健康的生活方式和良好的生活习惯可以帮助胃肠恢复自我修复能力，起到辅助治疗的作用。

所以，医生有责任进行患者宣教，除了如何吃药打针，更重要的是向他们及其家人传递健康的生活理念，逐步养成良好的生活方式和饮食习惯，管住嘴，迈开腿。通过一个阶段的努力，大家会明显感觉到身体和精神状态的变化，千万不要等到胃肠生病了才关注它们的健康，保养比治疗对胃肠更有效。

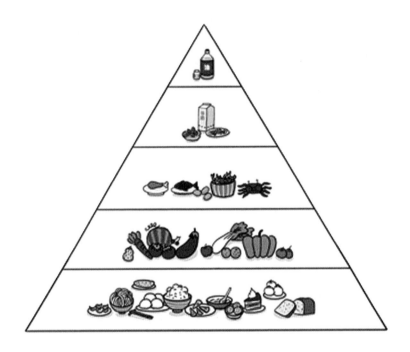

口臭是肠胃
不好吗

口臭主要是由口腔问题所致，主要原因来源于停滞的唾液、食物残渣、脱落的上皮细胞、血液以及食物中的蛋白质和糖蛋白，蛋白质被细菌分解，产生挥发性硫化物，主要是硫化氢和甲硫醇，是口中臭气的主要组成。龋齿、牙龈炎、牙周炎等口腔疾病及牙科的相关手术操作在一定程度上会加重口臭。

唾液的冲洗和抑菌作用可以减少这类口臭。因此，保持口腔清洁、饭后漱口、刷牙和刷舌苔都可以减轻口腔问题引起的口臭。

另外，肠胃不好也有可能是口臭的原因。例如，胃食管反流等疾病导致食物反流至食管咽喉和口腔，经厌氧菌发酵，会产生臭气；慢性胃炎、胃酸缺乏、消化不良、胆汁反流等原因，导致食物蓄积在胃中发酵，也会引起口臭。

此外，食物本身的气味、鼻腔疾病（如鼻窦炎）、扁桃体疾病（如扁桃体结石）、代谢内分泌疾病（糖尿病酮症）等，也会引起口臭。所以如果有口臭，需要从多方面寻找原因。

"趁热吃"带来
哪些健康危机

爸妈把刚煮好的饭菜汤水放到桌上，都会嘱咐我们："趁热吃，冷了不好吃"。亲朋好友聚餐，招待客人，我们都会热情地说："趁热吃"。其实，"趁热吃"正在把你推向癌症的边缘。

有统计数据显示，我国食管癌发病和死亡人数几乎占全球食管癌发病和死亡人数的一半。我国的流行病学调查发现，食管癌与热饮热食可能有关，喜饮热茶的地区食管癌发病率更高。

为什么说食管癌可能被"烫"出来呢？其实这与食管黏膜的结构特性有关，研究发现，人体最适宜的进食温度在 10 ℃ ~ 40 ℃，一般耐受的温度最高为 50 ℃ ~ 60 ℃，当感到非常热时，温度多在 70 ℃ 左右。食管在接触 75 ℃ 左右的热食热饮时，柔嫩

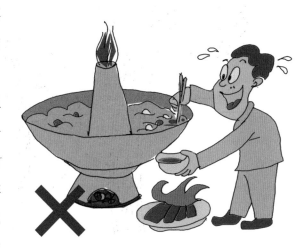

的黏膜会受到烧灼伤害，而受伤黏膜表层会及时脱落、更新，基底层的细胞会迅速增生、更新，以补充愈合上层受损的黏膜。这虽然也是好事，但开车快了尚且容易出车祸，何况我们的身体呢？事实上，长此以往，食管黏膜细胞容易产生不良增生，也就是百姓俗称的"恶变"，甚至可能导致癌。以此类推，除了烫的食物，长期食用粗糙、干硬的食物也可产生类似作用，从而诱发食管癌。

除了过烫、过硬的食物外，长期食用含N-亚硝基化合物的食物（如腌制蔬菜）、槟榔等，也会对食管健康造成危害。吸烟、过量饮酒、水果蔬菜摄入量过低、营养状况差的人群食管癌的发病率明显提高。可见，食管癌是一种与饮食习惯密切相关的疾病，因此很多不良饮食习惯的纠正都可能预防食管癌的发生。

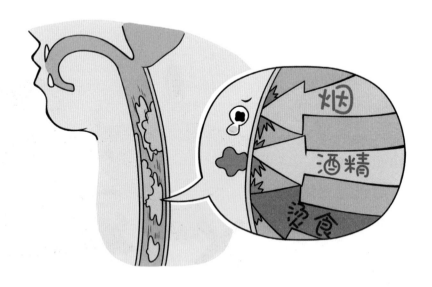

为什么生气会引起
胃肠不适

　　不少人有这样的经历，紧张或生气时就会感觉肚子疼。这是为什么呢？情绪与腹痛虽然没有直接的关系，但情绪会影响消化液的分泌和消化道的蠕动，导致腹痛、消化不良、腹胀等不适。因胃肠道症状而就诊的消化科患者中，有将近一半的患者并没有真正的器官损害，而是由器官的调节功能紊乱引起的，临床上称之为功能性胃肠病。其中，表现为上消化道症状者，如嗳气、早饱、上腹痛、腹胀、恶心、呕吐等，通常称之为"功能性消化不良"；表现为下消化道症状者，如腹痛、腹胀、腹泻、便秘等，称之为"肠易激综合征"。

　　人的消化系统存在肠神经系统，与中枢神经系统以及人的消化系统一起，形成了神经内分泌网络，即所谓的"脑肠轴"。

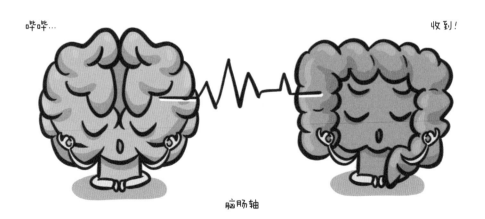

脑肠轴

如果人心情不好，可通过"脑肠轴"引起胃肠激素分泌异常，进而导致消化功能异常。反之，人们如果存在消化系统问题，也可能通过"脑肠轴"负反馈作用于中枢神经系统，引起人的情感反应。

所以，负面心理社会因素可以通过神经内分泌网络导致胃肠疾病，引起消化性溃疡、胃食管反流病、功能性消化不良、肠易激综合征等，出现胃痛、胃胀、早饱、恶心、呕吐、反酸、烧心、厌食、便秘、腹泻等不适。

需要提醒大家，对于健康人群，保持开朗、积极向上的心情很重要，可促进胃肠蠕动和消化吸收。对于功能性胃肠病患者，正面情绪更为重要。负面情绪和负性生活事件对功能性胃肠病有明显影响，可诱发或加重症状。治疗方面，药物治疗也并非主导，而强调的是包括心理治疗在内的综合治疗。因此，功能性胃肠病患者更要调整好自己的生活节奏，保持轻松愉悦的心情，积极应对生活中发生的各种事情。

易导致消化性溃疡的
"坏习惯"你都有吗

● 饮食习惯很重要

目前很多人饮食不规律，有时暴饮暴食，每餐吃得过饱，有时"废寝忘食"，更有甚者，长期不吃早餐。另外，狼吞虎咽，进食速度过快，不充分咀嚼，食物冷热不均也是不良的饮食习惯。由于胃液的分泌在一天中存在生理性的高峰和低谷（入睡后几小时达高峰，清晨醒来之前最低），进餐不规律有可能导致过多的胃酸、胃蛋白酶无法被食物中和，而消化胃黏膜本身。进食过饱、进食过快会加重胃部负担，导致胃液分泌过多，增加损伤胃黏膜的风险。

● 食物选择要注意

常食用刺激性食物，包括辛辣食物（如辣椒等）、烈酒、浓茶、浓咖啡、汽水等，也是不健康的饮食习惯。由于这些刺激性食物有可能直接损害、刺激胃黏膜，均会增加发生消化性溃疡的危险。但是，少量进食生蒜，或烹饪用的葱姜等调味品，对溃疡病的发生影响不大。

●● 烟酒最好不要沾

　　吸烟虽然看似与消化道没有直接关系，但是，烟雾中的尼古丁等成分吸入消化道后可引起胃黏膜血管收缩，增加胃酸、胃蛋白分泌，降低幽门括约肌的张力，使胆汁及胰液反流增加，从而削弱胃黏液及黏膜屏障，增加患溃疡的风险。

　　酒精成分能直接刺激损伤胃黏膜，促进溃疡形成。经常饮酒的人容易患上消化性溃疡。

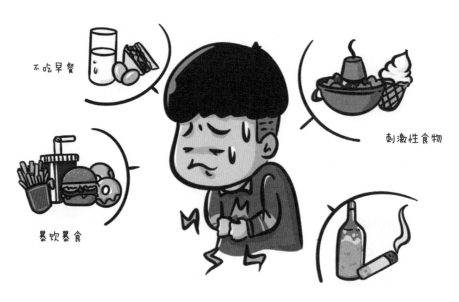

不吃早餐

刺激性食物

暴饮暴食

吸烟、饮酒

与胃癌相关的
不良饮食习惯有哪些

• 三餐不定

人们由于生活、工作的压力经常三餐不定时，这样的人群发生胃癌的危险性是正常人群的1.3倍，生气时进食为1.5倍，喜食烫食为4.22倍。如果上述因素协同作用，则患胃癌的相对危险性更高。胃是一个习惯遵守"时间表"的器官，胃液的分泌在一天中存在生理性的高峰和低谷，以便于及时消化食物。胃酸和胃蛋白酶如果没有食物中和，就会消化胃黏膜本身，对胃黏膜造成损害。饥一顿，饱一顿，经常不吃早餐，有时又暴饮暴食，加之生活无规律，让胃癌发病有了"良好"的土壤。

• 喜食腌熏制品

腌熏制品经过制作过程往往都含有大量亚硝酸盐，这种物质极易形成亚硝胺，食入后在胃中直接诱发肿瘤，这也是偏好高盐饮食的沿海地区胃癌高发的原因。

●● 吃得太烫

有很多人在食物做好后，怕菜品凉了，往往就想趁热吃，但是人体的消化道黏膜非常娇嫩，只能耐受 50℃ ~ 60℃的食物，超过这个温度，黏膜就会被烫伤。像刚沏好的茶水，温度可达 80℃ ~ 90℃，此时饮入则很容易损伤消化道。如果经常吃过烫的食物，黏膜损伤尚未修复又受到烫伤，反复地烫伤、修复，会引起黏膜质的变化，进一步发展变成癌症。

总之，胃癌是一种发病率和死亡率很高的疾病，与饮食习惯不佳、长期酗酒、吸烟等恶习有一定的关系。饮食习惯不合理是诱发胃癌的重要原因，预防胃癌就要在平时注意避免一些不良的饮食习惯。

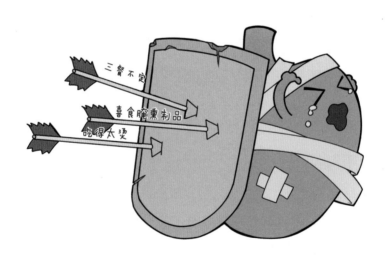

常吃红肉容易患癌症吗

我们通常把牛肉、羊肉和猪肉等颜色偏红的肉叫作红肉，而把鱼肉、禽肉叫作白肉。红肉的特点是肌肉纤维粗硬、脂肪含量较高，含饱和脂肪酸较多，而白肉的肌肉纤维细腻，脂肪含量较低，含不饱和脂肪酸较多。一般白肉对人体较为有益，就像人们常说的："吃两条腿的比四条腿的好，没腿的比有腿的好"。

研究发现，吃红肉的人群患结肠癌、乳腺癌、冠心病等慢性病的危险性增高，而吃白肉可以降低患这些病的危险性，延长寿命。吃红肉越多的人，结肠癌发病率越高，反之，多食乳品、家禽和植物性脂肪的人群，患肠癌的危险性降低。

过量摄入饱和脂肪酸，而且饱和脂肪酸在肠道停留时间过长，与肠癌的发生密切相关。与经常吃鸡肉、鱼肉和蔬菜的女性相比，常吃红肉的女性发生乳腺癌的危险性更大。

由此可见，"宁吃天上飞禽四两，不吃地上走兽半斤"的说法是符合现代营养新观念的。为了健康，建议您多吃白肉，少吃红肉，每天摄入量建议为瘦的红肉 50 ～ 100g。

"通便茶"能天天喝吗

　　电视上经常会出现通便茶之类的广告，不少人会觉得"茶"健康，比药物毒副作用小，其实不然。有些通便茶中含有番泻叶、大黄等刺激性泻药成分。

　　刺激性泻药的导泻通便作用很强，但长期应用会引起水电解质的失衡（代谢性碱中毒），也会损伤肠道，可造成结肠黑变病，影响肠蠕动，反而会加重便秘。通便茶中所含通便药成分及含量各异，选择和使用时需谨慎。

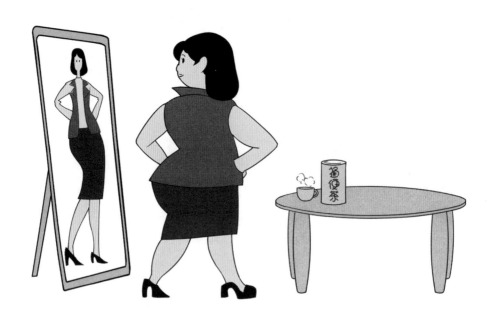

容积性泻药（车前草、燕麦麸等）、渗透性泻药（乳果糖、聚乙二醇等）、润滑性泻药（开塞露、甘油灌肠剂）等副作用相对较少，较为安全。肠道促动力剂可促进肠道蠕动，对于功能性便秘患者亦可考虑。

但无论服用何种通便药，尤其是老年人，均建议咨询消化科医生后再服用。对于便秘的处理，第一步要排除一些继发因素，如肠道肿瘤、肛裂、男性前列腺肥大、女性阴道后壁肿物等情况。确诊为慢性功能性便秘的患者，在改善生活及饮食习惯后才考虑尝试泻药治疗。

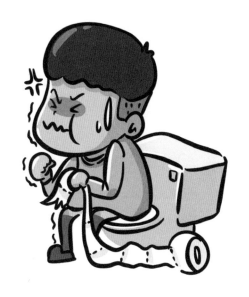

结肠黑变病

顾名思义，是指其内镜表现为结肠呈深褐色，可透见白色斑片状的淋巴滤泡。

经常便秘的人要注意
哪些饮食习惯

对于便秘的预防和治疗，良好的饮食习惯非常重要。

保证饮食的量，足够的食物才能够有效刺激胃肠蠕动，使粪便不断向前推进并排出体外。

注意饮食的质，主食方面，不要过于精细，要适当食用杂粮和粗粮；副食方面，均衡饮食，多食富含纤维的水果和蔬菜（像芹菜、韭菜、白菜、萝卜、苹果等），因为膳食纤维不易被肠道消化吸收，可增加肠蠕动和肠管内压力，促进排便。

多喝水，足量饮水，保证肠道内有充足的水分，有利于肠内容物的通过，预防大便干结，起床后或早饭前一杯白开水有轻度通便作用。

"活动，活动，大便自通"，积极参加体育锻炼，可促进胃肠活动，增强食欲，增强腹肌和盆底肌群肌张力，提高排便动力，促进排便。

哪些不良饮食习惯
会导致大肠癌

大肠的主要生理功能是吸收水分和贮存食物的残渣，形成粪便，结肠黏膜的腺体能分泌浓稠的黏液，这种黏液呈碱性，可中和粪便的发酵产物。当结肠患有癌肿时，生理功能受到了破坏，排便功能以及全身情况都受到影响，出现如腹泻、排便困难、全身消瘦等症状。如果饮食中仍不注意，吃一些不易消化的食物，以及高致癌风险的食品，便会加重结肠癌的病情。

长期高脂肪膳食不可取

实践证明，高脂肪膳食会促进肠道肿瘤的发生。猪、牛、羊肉被称为"红肉"，鱼、虾、鸡、鸭肉被称为"白肉"，在日常食物中，肥瘦均有的猪肉的脂肪含量比大黄鱼高75倍，肥瘦均有的羊肉比虾高41倍，猪、牛、羊肉中的胆固醇和饱和脂肪酸含量多于鱼、鸡、虾。也就是说红肉的脂肪含量明显高于白肉，摄入的动物脂肪越多，溶解和吸收致癌物质的危险性就越大。

胃肠道在消化高脂肪类食物时，需要更多的胆汁，而多余的胆汁被肠道细菌分解后，会产生有致癌作用的"二级胆酸"，这种致癌物常年作用于肠黏膜，就容易使肠黏膜发生癌变。在对喜吃高脂肪食物的大肠癌患者进行粪便检测时发现，胆酸含量远高于低脂肪膳食者和正常人，胆固醇含量也比健康人高出一倍以上。

因此大肠癌患者不要摄入过多脂肪，脂肪总量应占总能量的30%以下，动、植物油比例要适当。也就是说，在一天的膳食中，包括食物本身的油脂量，加上烹调用油，每日脂肪摄入应在50g以下。

●● 科学合理配比油脂摄入

有的朋友惧怕冠心病，控制动物脂肪摄入很严格，经常以植物油为主，甚至不吃动物油，这样会造成体内过氧化物过多。因为植物油中碳链不稳定、易氧化，如果适当地吃些动物脂肪，就会使碳链稳定，不易氧化，并减少体内自由基的形成。所以一定要科学饮食，讲究油脂的合理配比。

另外，过量饮酒、吸烟也可增加大肠癌发生的风险。

常吃补品
对消化系统好吗

补品的营养价值并没有人们想象得那么高，如燕窝的蛋白质含量高达 50%，却是"不完全蛋白质"，对人体来说利用率并不高，尤其对于胃肠病患者来说是很难被充分利用的。

盲目服食滋腻的补品对于肠胃来讲是不利的，因为由于缺乏针对性，不该补而补，服用后反而会出现腹胀不适，食欲不佳。而且，更加不能忽视的一点是，过度进补、盲目进补有可能加重肝脏的负担，造成肝功能损害。由于目前市场上补品、保健品种类繁多，良莠不齐，成分难以鉴别，如果含有某些肝脏无法代谢的添加成分或者药物成分，长期服用可造成肝功能损害。消化科门诊就经常见到很多中老年人由于盲目进补、乱吃保健品而导致肝功能损害的例子。

因此食补是最佳的选择，应当根据季节及个人体质适当调节，尽可能进食应季食品，计划在先，规律饮食，吃饭时注意身心放松，顺应个人独特的生理机制。

没门！

人家也想来一颗嘛~

"水土不服"时
如何快速恢复消化力

　　当我们旅游或刚搬迁到一个完全陌生的地方，有时会出现恶心、呕吐、腹泻，老百姓俗称"水土不服"。这是因为换了一个环境，气候、水质、饮食等都发生了改变，肚子里的小世界也随之发生变化。原本的正常菌群在种类、数量和毒力等方面发生改变，使条件致病菌和致病菌的生长不被抑制，出现肠道菌群失调，影响肠道营养物质的吸收和消化，出现恶心、呕吐和腹泻等消化道症状。大部分人只需休息几天，让人体内环境做出相应的调整，逐渐熟悉和适应新的环境，上述不适症状就会逐渐消失，一般不需要特殊治疗，大家也无需过分紧张焦虑。但是如果症状比较重，需及时就医，给予药物治疗。

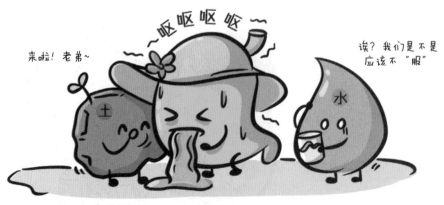

大部分水土不服都是因为"吃得不合适"所致。那么，如何从饮食上来预防和缓解水土不服呢？

刚换到一个新环境，要注意保持原有的生活饮食习惯，尽量选择与平时口味相近的食物。

少食辛辣，多吃清淡的果蔬及含粗纤维的食物
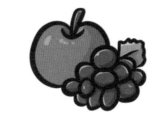

品尝"特产""风味"需适量，避免生冷刺激性食物
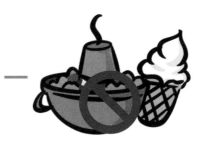

可适当饮用酸奶等，补充肠道益生菌
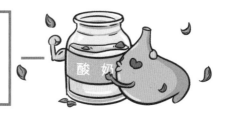

吸烟会影响消化力吗

吸烟可增加胃的蠕动，烟雾中的尼古丁可兴奋迷走神经，促进胃酸分泌，胃酸含量增加，可对胃黏膜发生损害作用，导致黏膜的屏障作用降低，发生炎症、溃疡等病变。

烟雾中的尼古丁等有害物质可直接刺激胃黏膜，导致胃黏膜的微血管收缩，使胃黏膜供血不足。

同时，烟雾进入胃内，可导致肠胃运动障碍，幽门关闭不全，出现胆汁反流，不仅可形成胃溃疡，也是慢性胃炎的重要病因。

值得注意的是，饭后吸烟的危害更大，研究发现饭后 1 支烟的危害等于平时吸 10 支烟的危害。因为饭后胃蠕动明显增加，大量的血液由全身流向胃肠，血液循环加快，烟雾等有害物质会很快被吸收。

另外，吸烟还与胃癌、肠癌和胰腺癌的发生有关。因此吸烟不仅对呼吸道（肺炎、肺癌、肺间质病）有影响，对消化道的危害也不小。

为什么久坐族的
消化力都不好

当今社会，在办公室工作的白领普遍存在工作压力大、精神紧张、缺乏运动等问题。经常坐姿办公、缺乏运动将直接导致消化不良、腹胀、便秘、痔疮的发病率大大上升。

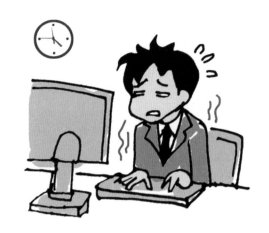

肠道的消化工作需要通过蠕动来完成，而长期的久坐不动，会使肠道缺乏活力，蠕动减慢，影响消化吸收功能，导致腹胀、食欲不振、消化不良等表现，粪便也不能通畅地被排出体外。而粪便在肠腔中堆积久了，水分被过度吸收，导致粪便干硬，难以排出，便出现了便秘。痔疮则是由于久坐所致的肛门处直肠静脉曲张，若与便秘叠加，让干硬的粪块刮伤曲张的静脉团，便会导致痔疮的加重、出血。

因此长期在办公室工作应注意适当活动，进食容易消化食物，养成定期排便的习惯。

边吃饭边工作，
肠胃能正常运行吗

　　工作时大脑需要大量的血液供应，一边吃饭一边工作会导致吃饭时胃肠道血液供应有所减少，从而影响对食物的消化或吸收。体内的血液流向消化器官也会导致大脑相对缺血，此时用脑不仅会引起精神紧张、精力不集中、记忆力下降等问题，还可能增加心脑血管疾病（如心绞痛、心梗、高血压等病）的发生概率。很多上班族由于工作紧张，为了抓紧时间常常是边工作边吃饭，或者是边吃饭边讨论工作，长时间这样会导致消化系统的慢性疾病，为了身体的健康，一定不要节省吃饭的这点时间。

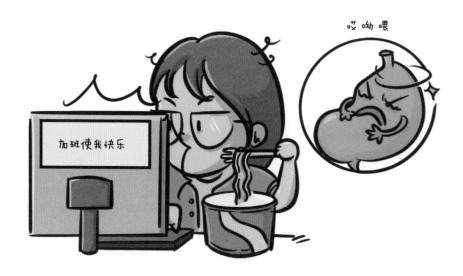

每天下馆子，
肠胃吃得消吗

在生活中我们可能经常会遇到各种聚餐、应酬，朋友之间聚会更是经常的事情。当我们在餐厅酒店的大鱼大肉中大快朵颐、推杯换盏、增进感情的时候，你是否看到了聚餐背后隐藏的危害呢？

聚餐饮酒的危害自然不用说了，据调查研究显示，在聚餐时由于群体的带动效应，人们往往会在不知不觉中食入比平时多得多的食物，而且聚餐时的菜肴通常油脂多，味道重。经常食用过多的高盐、高油饮食，不仅大大加重了肠胃的负担，也让您的身体摄入过多的盐分和脂肪。这些多余的盐分会使您的血压升高，多余的脂肪则会囤积到皮下和内脏，造成肥胖、脂肪肝、高血压等疾病的发生。更严重的是，一旦您的身体习惯了这种"重口味"，则会对清淡健康的饮食食之无味，从而进食更多的油腻食物，这是一个恶性循环。

因此，今后不妨在外聚餐时先来一碗汤，多吃素少吃肉，在聚餐后的一两天尽量清淡饮食，并降低聚餐的频率，您将会拥有更加健康的身体。

哪些饮食习惯
易得脂肪肝

健康的肝脏内脂肪占肝脏重量的 3% ~ 4%，如果脂肪含量超过肝脏重量的 5% 就是脂肪肝了。

肝内脂肪堆积的程度与体重成正比。30% ~ 50% 的肥胖症患者会合并脂肪肝，重度肥胖者合并脂肪肝的占 61% ~ 94%。因此易引起肥胖的高糖、高油、高脂饮食，以及长期嗜酒、缺乏运动等不良生活习惯都可能导致脂肪肝的发生。

在不少人的印象里，脂肪肝似乎只是胖人的"专利"。瘦人不会患上脂肪肝，其实这种观点是片面的。尽管肥胖是引起脂肪肝的主要原因，但瘦人同样可能患上脂肪肝。

长期吃素、节食、饥饿可导致营养不良，一些肠道疾病可以导致肠道吸收不良，这些都能引起人体内蛋白质合成减少，以至于身体会动用脂肪，让脂肪变成蛋白质。在这个过程中，脂肪组织的分解和动用使得大量脂肪酸从脂肪组织中释放进入肝脏，最终导致肝内脂肪积蓄，形成脂肪肝，我们称之为"营养不良性脂肪肝"。

所以，脂肪吃多了不益，完全不吃也不好，合理平衡的饮食才能保护我们肝脏的健康。

为什么大量饮酒的人会得脂肪肝

酒精进入人体后 90% 在肝脏代谢。大量饮酒会影响肝脏对糖、蛋白质的代谢功能，降低肝脏的解毒能力，促进肝脏纤维化。而且酒精对脂肪的代谢也有一定的影响，引起脂肪生成增多，脂肪酸氧化减少，从而使得脂肪在肝脏内堆积，形成脂肪肝。此外，酒精在肝脏中代谢需要大量的氧，所以大量饮酒会使肝脏处于缺氧状态，进而损害肝脏功能。大量饮酒还会诱发合成炎症介质、细胞因子等，使得肝脏发生炎症。上述因素都不同程度促进脂肪肝的形成。

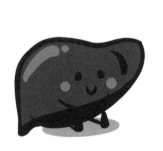

正常肝

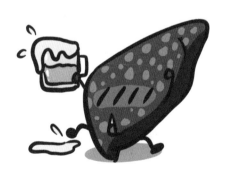

酒精性脂肪肝

喝多少酒才会造成
酒精肝

　　酒精肝，顾名思义，应该是喝酒引致的，但为什么不是每个喝酒的人都会得呢？事实上，会造成酒精性肝病的饮酒量在医学上是有定义的。

　　对于酒精性肝病患者的饮酒量定义：

> **每日饮酒折合乙醇量男性 >40g，女性 >20g，如此持续超过 5 年。**

　　那么乙醇量是如何计算的呢？直观来看，例如一瓶 100ml（2 两）的二锅头（56 度），乙醇量为 100ml×56%×0.8（酒精密度）=48g，那么连续 5 年每天都喝 100ml 二锅头就达到了能够引起酒精性肝病的饮酒量。

　　但实际上，每个人对酒精的代谢能力不同，代谢能力差的人更易受到酒精的侵害。外国人对酒精的代谢能力普遍比我们好，他们可导致酒精性肝病的饮酒量标准就更高。

　　除了之前所说的酒精代谢问题外，性别和遗传因素都会造成影响。比如女性对酒精损害的敏感性就高于男性，所以在饮酒量定义时才会"男女有别"。

长期饮酒易患胰腺癌

酒精对人体的许多脏器都有直接或间接的伤害，对于脆弱的胰腺也是如此。一方面，酒精对胰腺细胞有直接毒性。另一方面，酒精会刺激胃酸的增加，从而进一步刺激胰液和胰酶的分泌，同时胰酶的浓度也会增高，过多的胰液和高浓度的胰酶都会损伤胰腺。此外，胰液产生后会排入肠道中，但酒精可以使肠壁水肿，导致胰液的排出受到阻碍，最终引起胰腺炎症。胰腺反复发生损伤或炎症，会增加患胰腺癌的概率。

当然，并不是说偶尔喝一杯酒就会导致胰腺癌。小饮怡情、大饮伤身，凡事都有个度。有研究认为，平均每天喝酒 >3 个标准杯的人才更容易患胰腺癌。1 个标准杯是指一杯含有 12.5g 酒精（大约 15.8ml）的饮料。比如一瓶 750ml、酒精度 12.5% 的葡萄酒，其标准杯为：酒的容量 × 酒精度 ÷1 个标准杯酒精容量 =750ml×12.5%÷16ml ≈ 6 杯。您可以对照一下平时的饮酒量，看看是不是危害到了胰腺、肝脏的健康。

水质与胆囊结石
有关系吗

硬水（如矿泉水）与胆结石的关系并不明确。硬水含有较多的钙、镁、碳酸盐、硫酸盐、硝酸盐等，因此有报道说长期饮用硬水，一方面可能导致胃肠功能紊乱，另一方面使人易患肾结石、胆结石，并且声称据相关调查表明，在水硬度较高的地区，胆结石发病率较高。但事实上至今无明确的证据证实其相关性。

纯净水一般以城市自来水为水源，通过多层过滤，可将微生物等有害物质去除，但同时也去除了氟、钾、钙、镁等人体所需的矿物质。所以纯净水是软水，少有引起结石的报道。

有研究调查发现，喝自来水、井水、泉水、河水的居民，胆结石的发病率、结石性质没有显著差别。而且经过对结石的成分分析，发现胆结石的成分主要是胆固醇和胆红素，特殊结石的成分主要是糖蛋白或黏蛋白，水质对这些成分并不会产生什么影响。

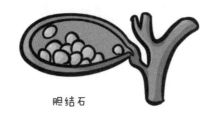

胆结石

肥胖会导致
胰腺炎吗

肥胖，特别是腹型肥胖，会影响机体脂类代谢，导致机体甘油三酯、胆固醇、低密度脂蛋白升高，甘油三酯升高。其实，甘油三酯本身并不具有毒性。但是甘油三酯经胰脂肪酶分解为有毒的游离脂肪酸，当游离脂肪酸水平过高时，可产生脂毒性，进一步并发全身性炎症。所以肥胖的人更容易得胰腺炎。

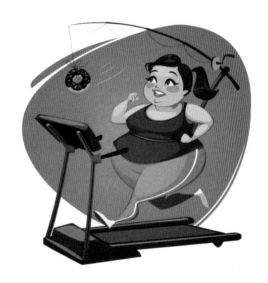

腹型肥胖

脂肪蓄积在大网膜及腹部皮下，用于判断腹型肥胖的腰围标准为男性 ≥ 90cm，女性 ≥ 80cm。

胆囊发不发炎，
主要看吃与不吃

● 胃不规律饮食会导致胆囊炎吗

可能。饮食不规律、节食都可能会引发胆结石，继而可引起胆囊炎。饮食结构不合理，高能量、高胆固醇的食物容易引起肥胖和高胆固醇血症，从而引起胆石症，继而可导致胆囊炎。

● 长期不吃东西也会发生胆囊炎吗

人在空腹时体内胆汁中胆固醇的浓度特别高。在正常饮食的情况下，胆囊收缩，胆固醇随着胆汁排出。如果经常不吃饭，胆囊不收缩，长期下去胆汁淤积就容易形成胆结石。若胆结石造成胆囊管梗阻，可导致胆囊炎。合并脑血管疾病、长期卧床或意识不清的老年人长期禁食，常常会发生胆囊增大，胆囊内压力增高，出现禁食相关胆囊炎，可能危及生命。

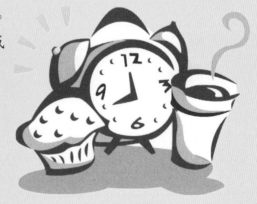